Une vie facile :

Mes sels de table maison

Éditeur:
Mathis DAURIAT
34470 Pérols

ISBN : 9798845830142
Dépôt légal : Octobre 2022
Imprimé à la demande par Amazon

Avertissement :

Avertissement

Manger du sel mais pas de trop !

En France, la consommation de sel est d'environ 10 g par jour, mais l'Organisation Mondiale de la Santé *(OMS)* recommande à peine 5 g par jour, soit la moitié !

Mais n'oubliez pas que 80 % du sel que nous consommons est caché dans les aliments que nous consommons tous les jours. Consommer du sel iodé est fortement recommandé pour éviter une carence en iode.

Introduction

Des sels de tables maison, ça change !

L'objectif de ce livre n'est pas de vous incitez à consommer plus de sel mais l'inverse . Avec des sels variés , vous apprendrez à consommer moins de sel et à découvrir de nouvelles saveurs que le sel couplé avec des épices peut offrir !

Sans oublier que les épices sont riches en antioxydants et ont de nombreux bénéfices sur notre santé !

Qu'attendez-vous pour préparer vos sels maison ?

Bienfaits et méfaits du sel

Des atouts comme des défauts !

Bienfaits du sel sur la santé

Le sel est le principal composant minéral du sang et des fluides extracellulaires de l'organisme . Il joue un rôle très important dans le maintien de notre santé globale.

Voici quelques bienfaits du sel :

• Aide à la transmission de l'influx dans les tissus nerveux et musculaires

• Contribue au maintien de l'équilibre entre les divers liquides de l'organisme

• Améliore l'hydratation de nos cellules

• Régule l'équilibre acido-basique

• Augmente l'appétit (exhausteur de goût)

- Augmente la rapidité de récupération pour les sportifs. Il compense la perte de sel dû à la sudation.

Les dangers d'un excès de sel
L'excès de sel donne les méfaits suivants :
- Aggrave des phénomènes de rétention d'eau
- Augmente de la tension artérielle pouvant entrainer de l'hypertension artérielle
- Augmente du risque d'ostéoporose *(diminution de la densité osseuse)* et de calculs rénaux
- Dérègle le microbiote intestinal en créant une diminution du taux de lactobacillus *(bactérie indispensable à la flore intestinale)*
- Aggrave le risque de céphalées *(maux de tête)* chez les patients hypertendus

Quelques chiffres
- 300 à 400.000 accidents vasculaires chaque année en France

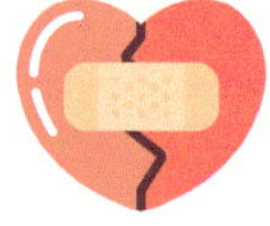
150.000 personnes en meurent…

Consommation moyenne

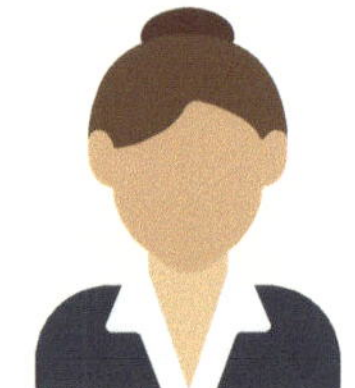
8,2g/jour

10,2g/jour
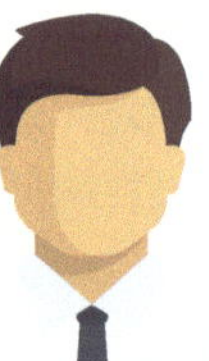

- Production d'environ 295 millions de tonnes de sel par an dans le monde
Environ 9,3 tonnes de sel chaque seconde

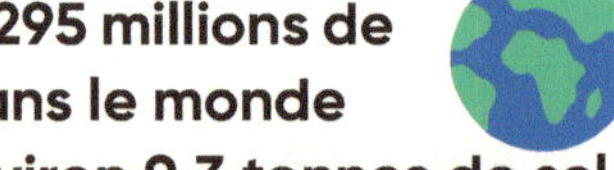

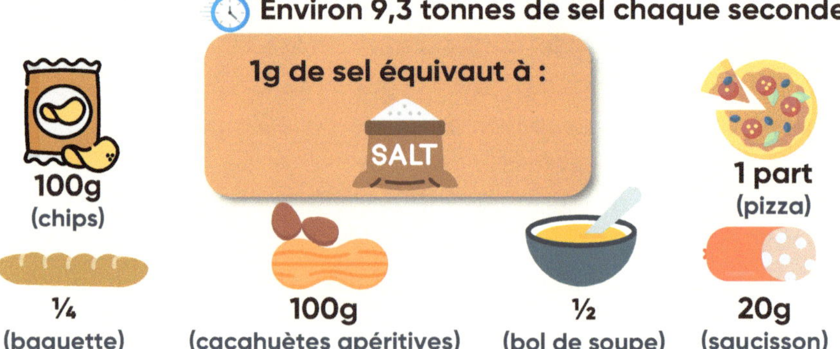

Fonctionnement du livre

Ce livre est composé de 2 sommaires différents.
Le premier est le sommaire par nomenclature.
Le dernier sommaire est un sommaire vous permettant de visualiser les recettes et de voir celles qui vous donnent envie.

Symbologie :

La symbologie est simple, chaque symbole possède sa signification :

Ustensile de cuisine :

Parfois, une recette peut être réalisée par plusieurs ustensiles de cuisine différents. A vous de choisir !

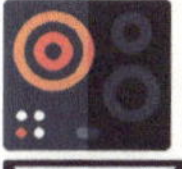 Utilisation d'une plaque de cuisson

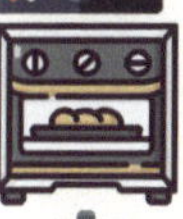 Utilisation du four

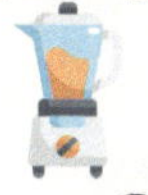 Utilisation du mixeur

 Utilisation du mortier/pilon

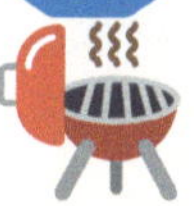 Utilisation du barbecue

Méthode de préparation :

De manière générale, pour 100g :

Dans un mortier, verser 90 grammes de sel de bonne qualité *(gros sel)* et 10 grammes d'épice ou d'herbe.
Broyer l'ensemble au pilon pour obtenir un mélange homogène. Verser ensuite le tout dans un petit pot pour le stocker et régaler vos invités.

Conservation :

Pour les mélanges sel et épices, la conservation est de plusieurs mois voire années selon les épices à condition que le sel soit conservé à l'abris de la lumière et de l'humidité.

Pour les mélanges sel et fruits/légumes, la conservation est de 2 à 4 mois à condition que le sel soit conservé à l'abris de la lumière et de l'humidité.

Sommaire par nomenclature

Sommaire thématique

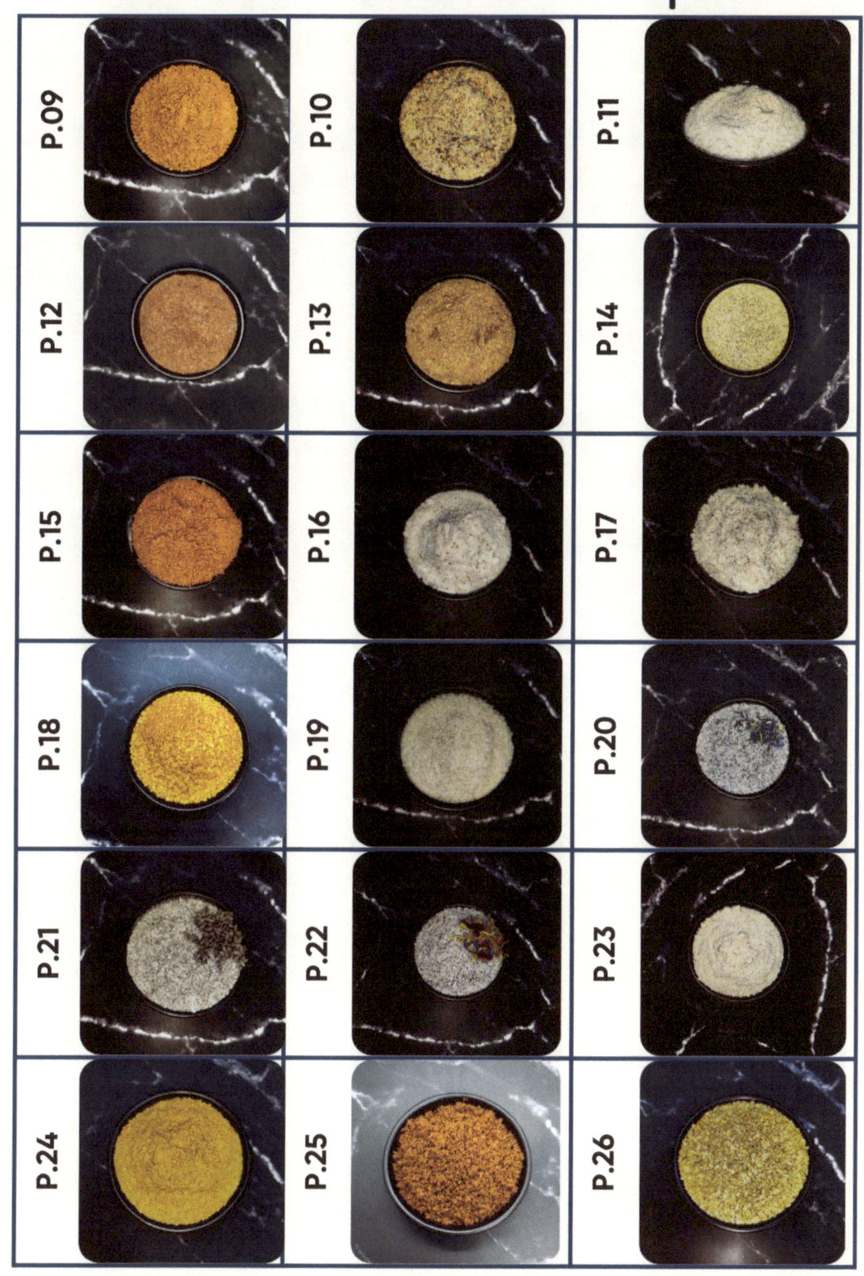

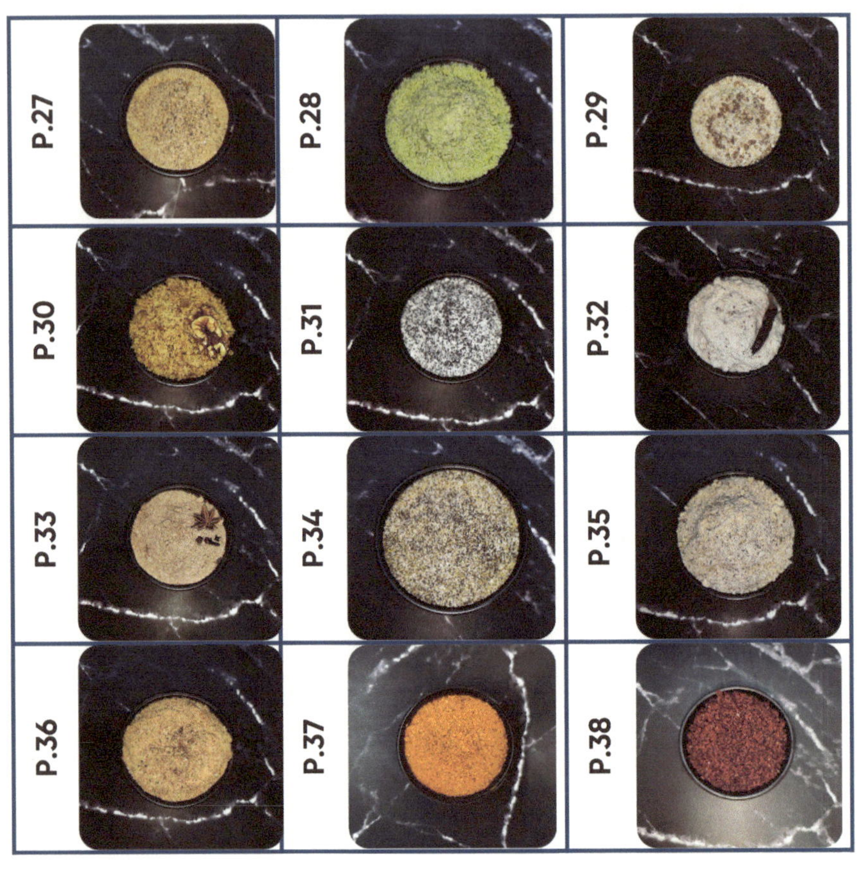

P.27
P.28
P.29
P.30
P.31
P.32
P.33
P.34
P.35
P.36
P.37
P.38

Ail

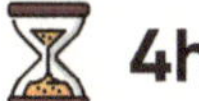 4h

Ingrédients :
- 1 ail
- 150g de gros sel
- Huile d'olive

Étape 1 :
- Préchauffer le four à 180°C
- Couper la tête de l'ail
- Enfermer l'ail dans de l'aluminium avec un peu d'huile d'olive
- Mettre l'ail au four pendant 1h

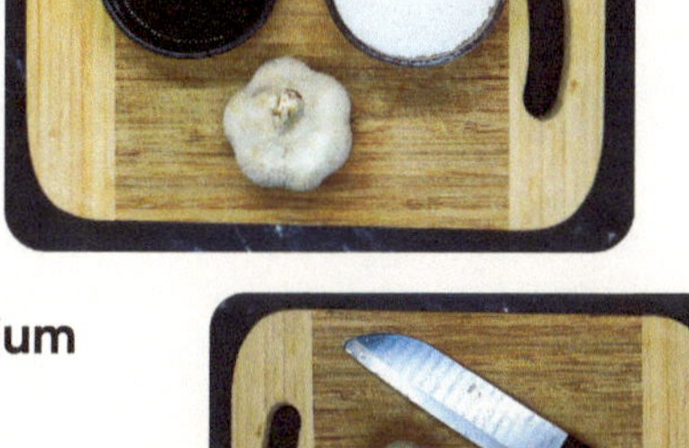

Étape 2 :
- Dégermer/vider l'ail
- Mélanger la purée d'ail et le sel

Étape 3 :
- Préchauffer le four à 90°C
- Étaler le mélange sur une plaque de cuisson
- Mettre au four pendant 2h30
La pâte va devenir sèche et dure

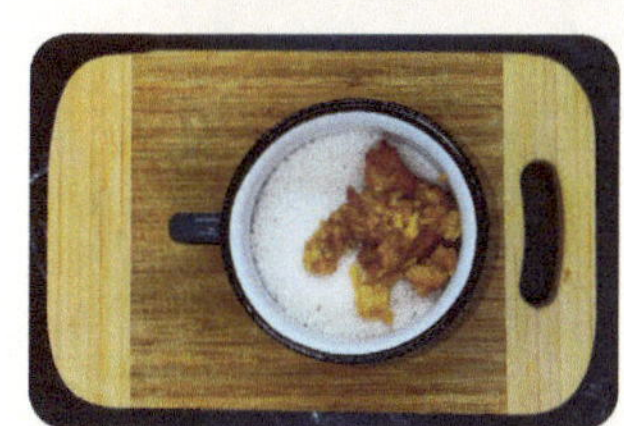

Étape 4 :
- Casser la pâte en petits morceaux
- Finir le travail avec le mortier

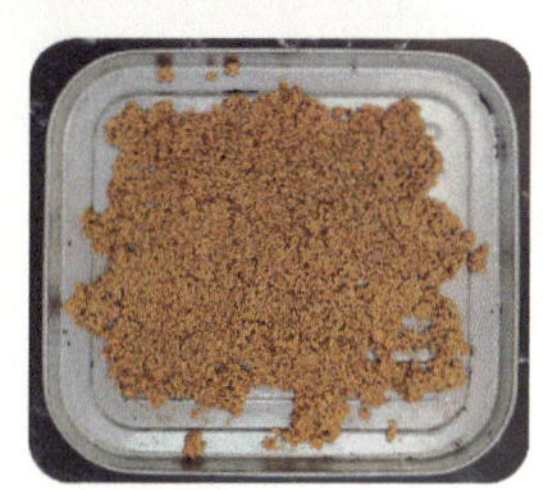

Étape 5 :
- Conserver dans un récipient hermétique

<u>Idéal avec :</u> viande blanche, poisson et légumes

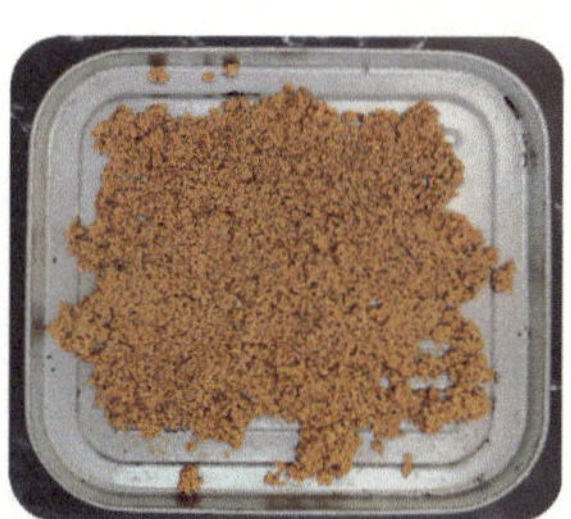

Ananas

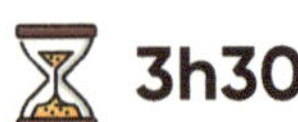 3h30

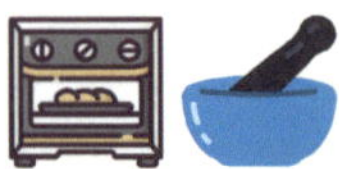

Ingrédients :
- 150g d'ananas *(sans peau)*
- 70g de gros sel

Étape 1 :
- Mettre Préchauffer le four à 90°C
- Retirer la peau de l'ananas
- Couper en fines rondelles l'ananas

Étape 2 :
- Mettre les rondelles sur une plaque de four
- Aplatir les rondelles à l'aide d'une fourchette
- Mettre au four pendant 2h Les morceaux vont également caraméliser

Étape 3 :
- Casser en petits morceaux

Étape 4 :
- Mélanger le sel et les copeaux d'ananas
- Réduire le tout à l'aide du mortier

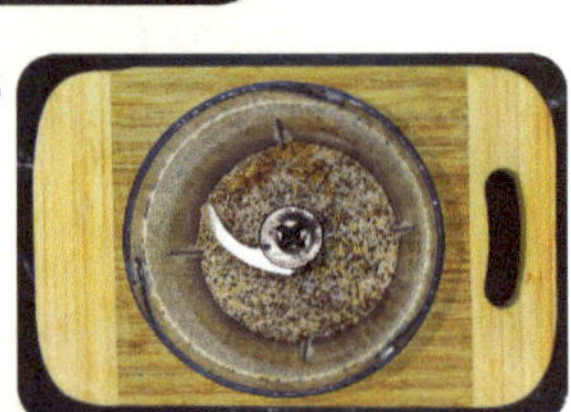

Étape 5 :
- Mettre dans un récipient hermétique

Idéal avec : entrée, dessert et viande blanche

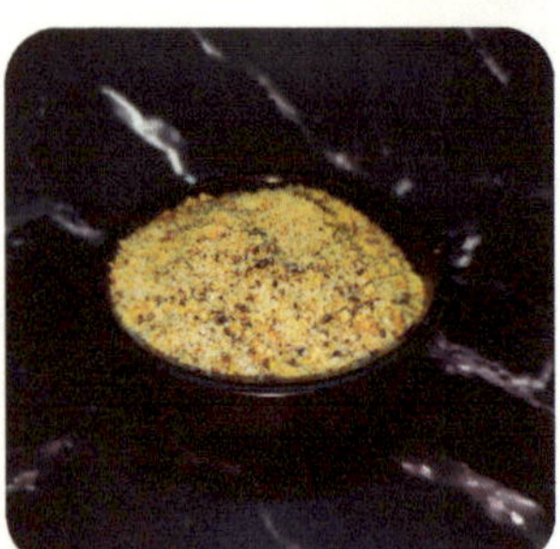

Antillais

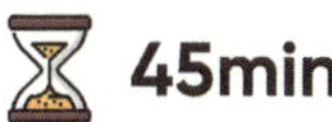

⏳ 45min

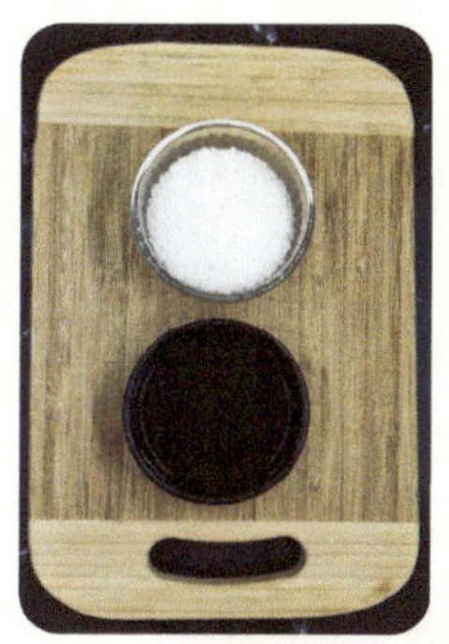

Ingrédients :
- 5cl de vieux rhum ou rhum épicé
- 100g de sel

Étape 1 :
- Préchauffer le four à 90°C
- Mélanger le tout

Étape 2 :
- Mettre sur une plaque de four
- Mettre au four pendant 30 minutes

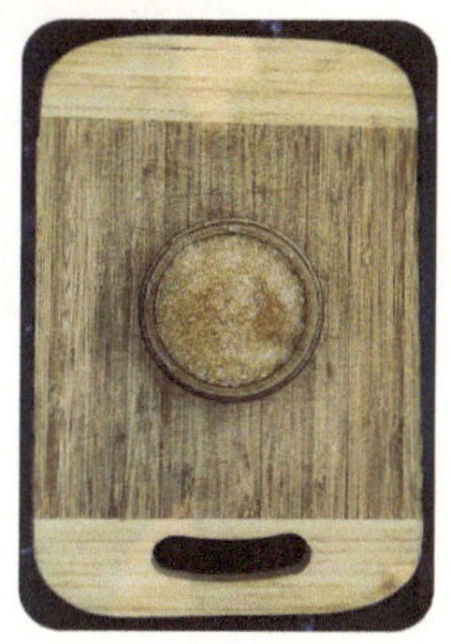

Étape 3 :
- Mettre dans un récipient hermétique

Idéal avec : le poisson, le veau et le porc

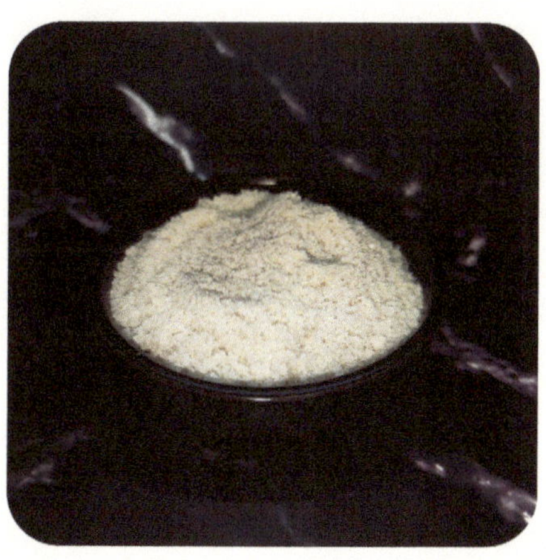

BBQ

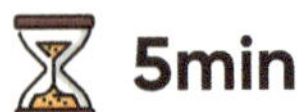 5min

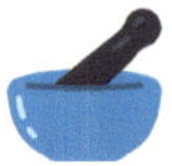

<u>Ingrédients :</u>
- 4 cuillères à soupe de paprika fumé
- 1 cuillère à soupe de curry
- 1 cuillère à café de piment
- 1 cuillère à café de coriandre
- 1 cuillère à café de poivre
- 1 cuillère à café de thym
- 2 cuillères à café de cumin
- 70g de sel

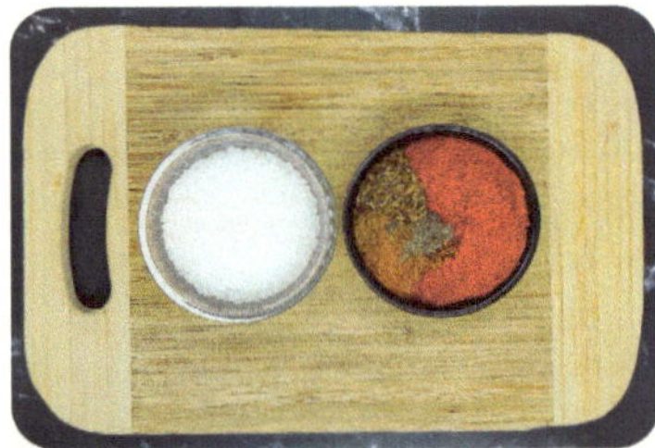

<u>Étape 1 :</u>
- Mélanger le tout

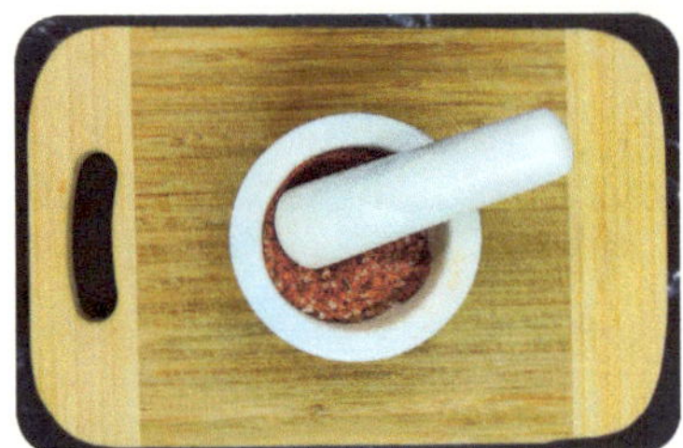

<u>Étape 2 :</u>
- Concasser le tout avec le mortier

<u>Étape 3 :</u>
- Mettre dans un récipient hermétique

<u>Idéal avec :</u> viande et poisson

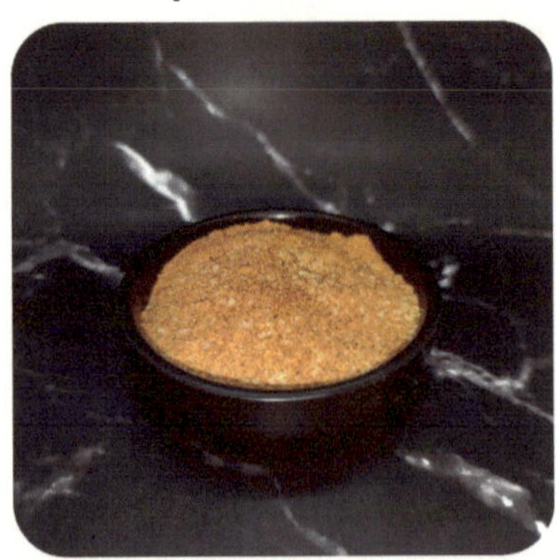

Caraïbes

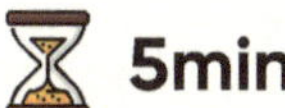 5min

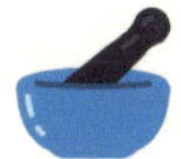

<u>Ingrédients :</u>
- 80g de gros sel
- 1 cuillère à soupe de piment
- 1 cuillère à soupe de poudre d'oignon
- 1 cuillère à café de curcuma
- 1 cuillère à café de paprika
- 1 cuillère à café d'ail

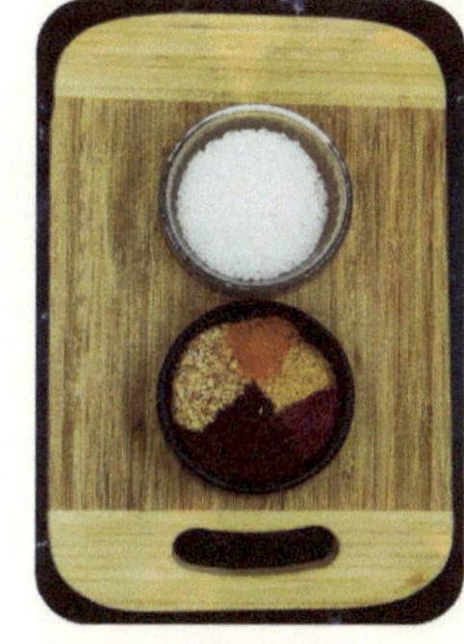

<u>Étape 1 :</u>
- Mélanger le tout

<u>Étape 2 :</u>
- Concasser le tout avec le mortier

<u>Étape 3 :</u>
- Mettre dans un récipient hermétique

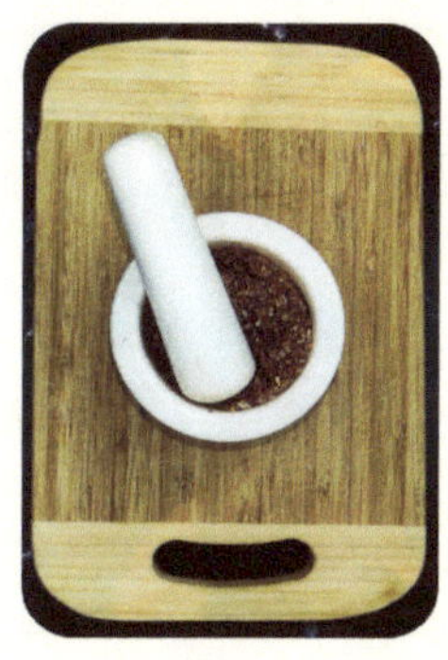

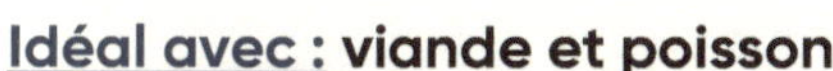

<u>Idéal avec :</u> viande et poisson

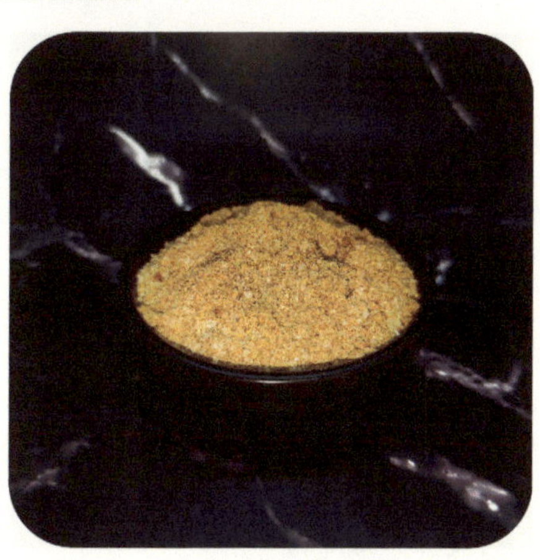

Céleri

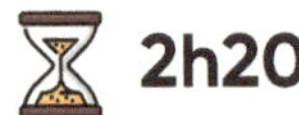

⏳ 2h20

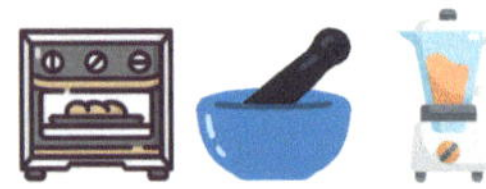

<u>**Ingrédients :**</u>
- 50g de gros sel
- 150g de céleri frais

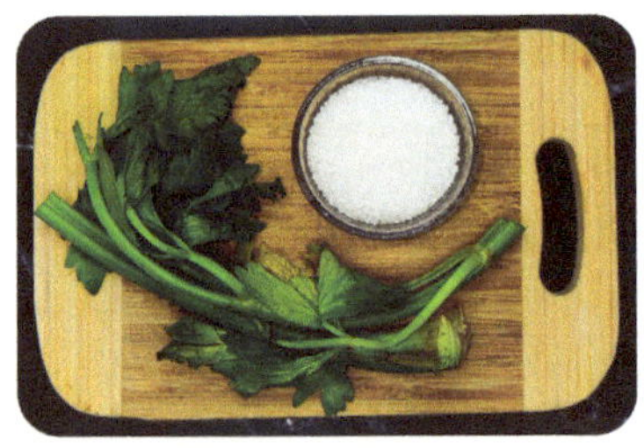

<u>**Étape 1 :**</u>
- Préchauffer le four à 90°C
- Couper finement le céleri

<u>**Étape 2 :**</u>
- Mettre sur une plaque de four
- Mettre au four pendant 2h

<u>**Étape 3 :**</u>
- Mixer très finement le céleri

<u>**Étape 4 :**</u>
- Concasser le tout avec le mortier

<u>**Étape 5 :**</u>
- Mettre dans un récipient hermétique

<u>**Idéal avec :**</u> jus de légumes, salade, crudités et légumes cuits

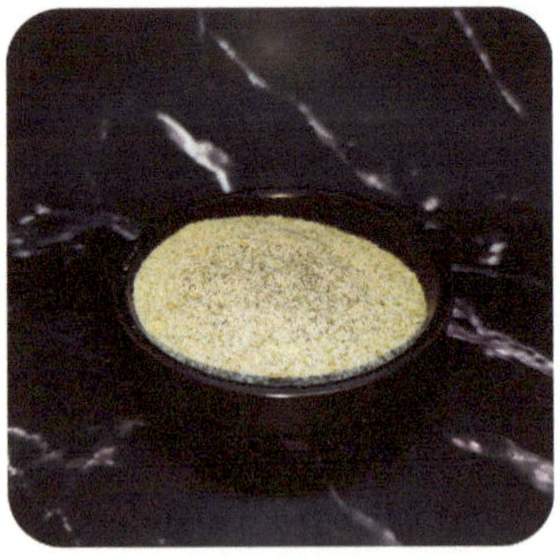

Chicken

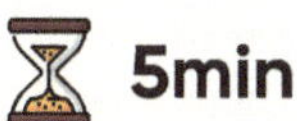
5min

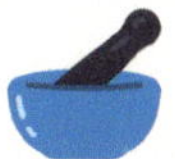

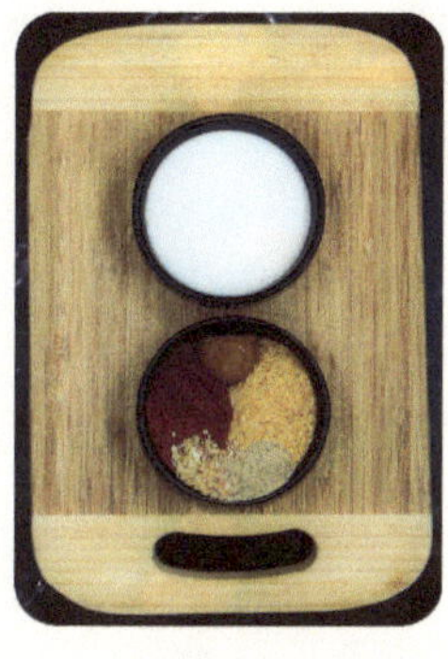

Ingrédients :
- 6 cuillères à soupe de sel fin
- 2 cubes de bouillon de poulet
- 3 cuillères à soupe de paprika doux
- 3 cuillères à soupe de d'ail
- 1 cuillère à café de poivre blanc
- 1 cuillère à soupe d'oignon en poudre

Étape 1 :
- Mélanger le tout

Étape 2 :
- Concasser le tout avec le mortier

Étape 3 :
- Mettre dans un récipient hermétique

Idéal avec : frites, pomme de terre et poulet

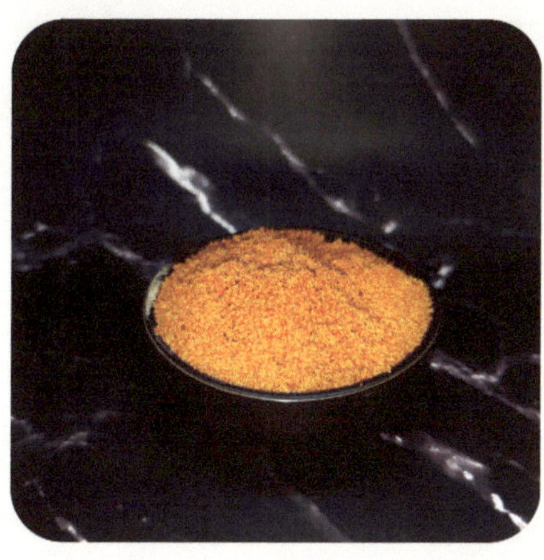

Citron

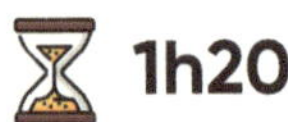 1h20

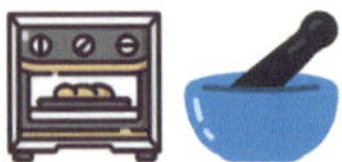
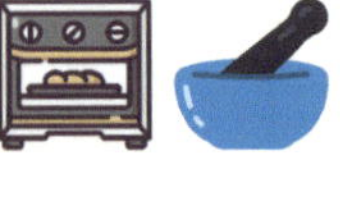

Ingrédients :
- 1 citron
- 95g de gros sel

Étape 1 :
- Préchauffer le four à 90°
- Râper le citron pour réaliser du zeste de citron

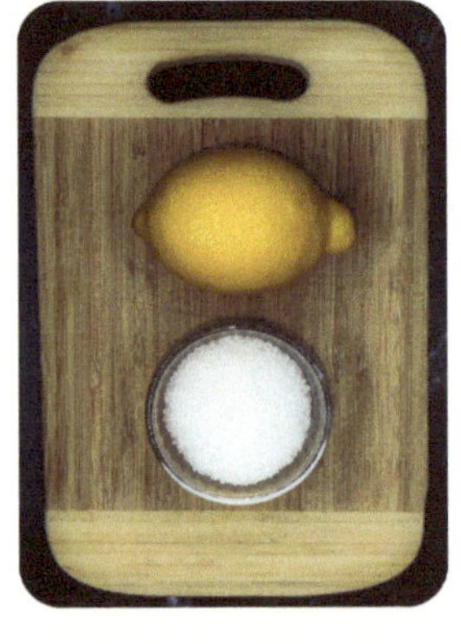

Étape 2 :
- Étaler le zeste sur une plaque de four
- Mettre au four pendant 1h

Étape 3 :
- Mélanger le sel et le zeste de citron

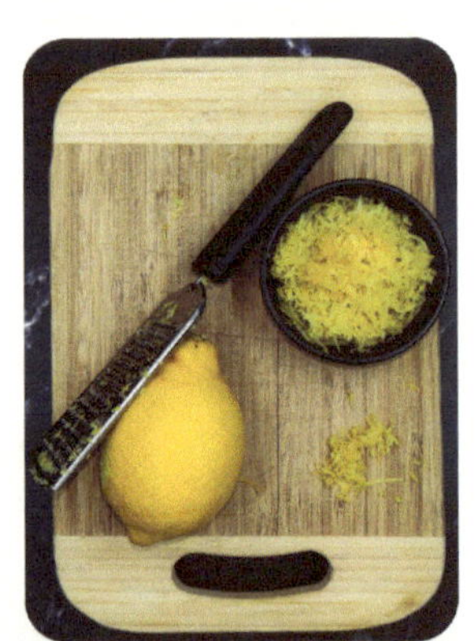

Étape 4 :
- Concasser le tout avec le mortier

Étape 5 :
- Mettre dans un récipient hermétique

Idéal avec : poisson et riz

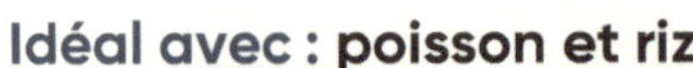

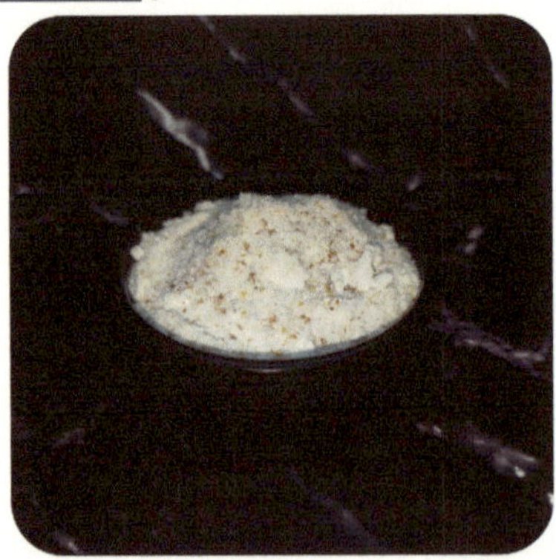

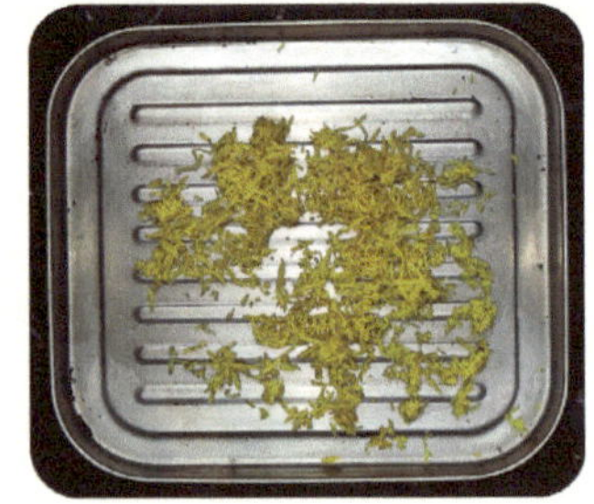

Citron romarin

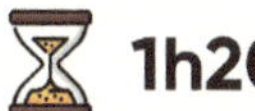 1h20

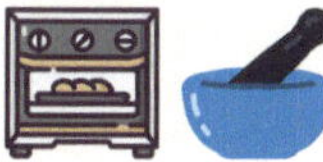

Ingrédients :
- 90g de gros sel
- 4 cuillères à café de romarin frais
- 1 citron

Étape 1 :
- Préchauffer le four à 90°
- Râper le citron pour réaliser du zeste de citron
- Couper finement le romarin

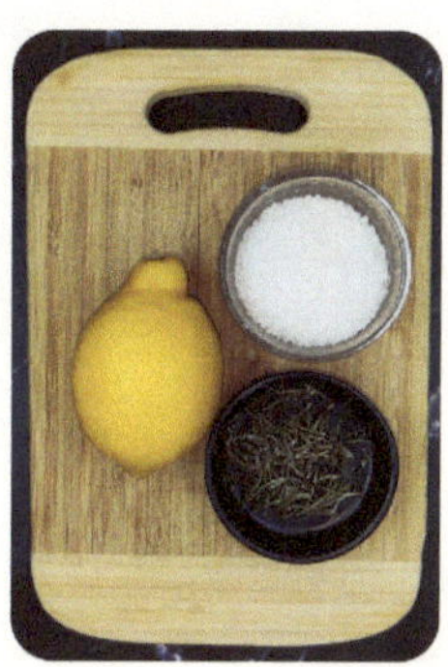

Étape 2 :
- Étaler le zeste et le romarin sur une plaque de four
- Mettre au four pendant 1h

Étape 3 :
- Mélanger le sel, le zeste de citron et le romarin

Étape 4 :
- Concasser le tout avec le mortier

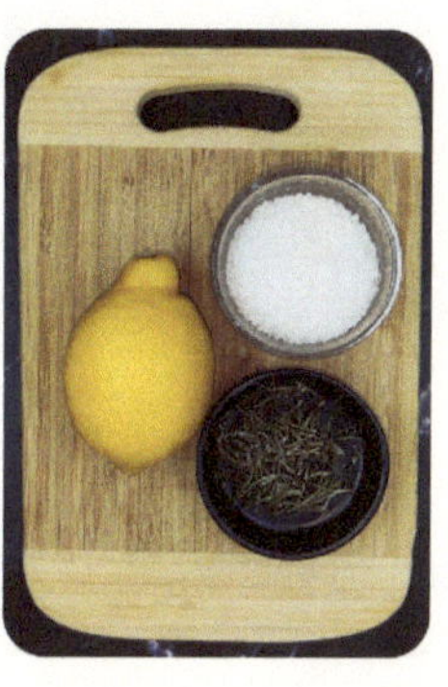

Étape 5 :
- Mettre dans un récipient hermétique

Idéal avec : poisson et riz

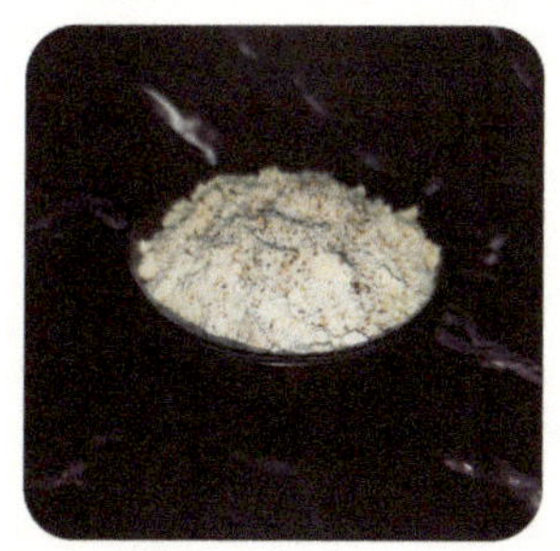

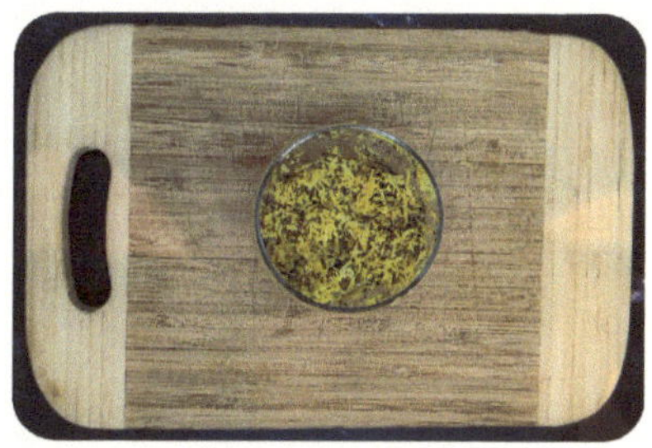

Curry

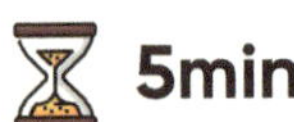

⏳ **5min**

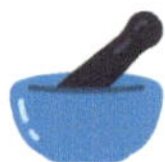

<u>**Ingrédients :**</u>
- 90g de gros sel
- 10g de curry

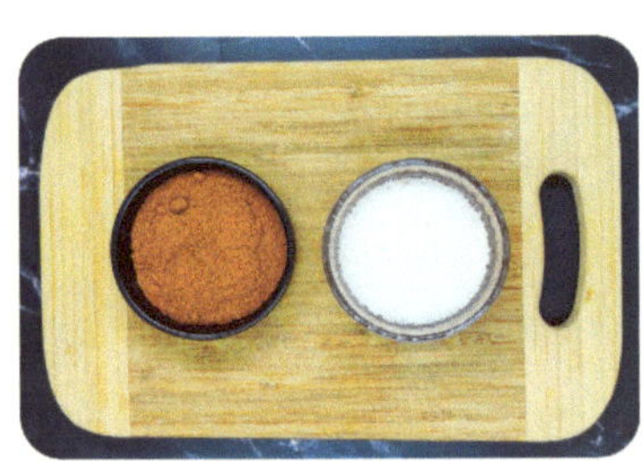

<u>**Étape 1 :**</u>
- Mélanger le tout

<u>**Étape 2 :**</u>
- Concasser le tout avec le mortier

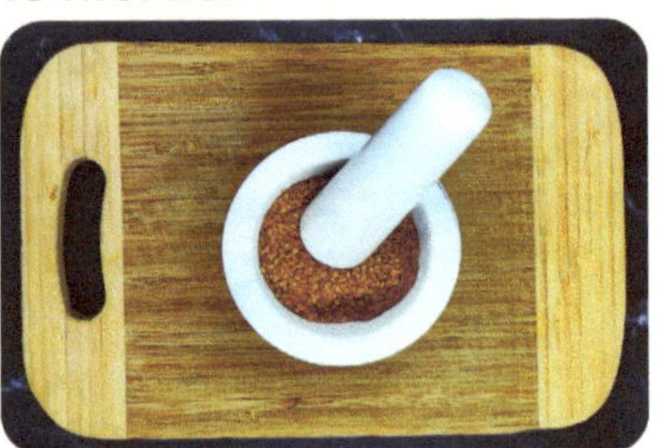

<u>**Étape 3 :**</u>
- Mettre dans un récipient hermétique

<u>**Idéal avec :**</u> frites, pomme de terre, poisson et viande blanche

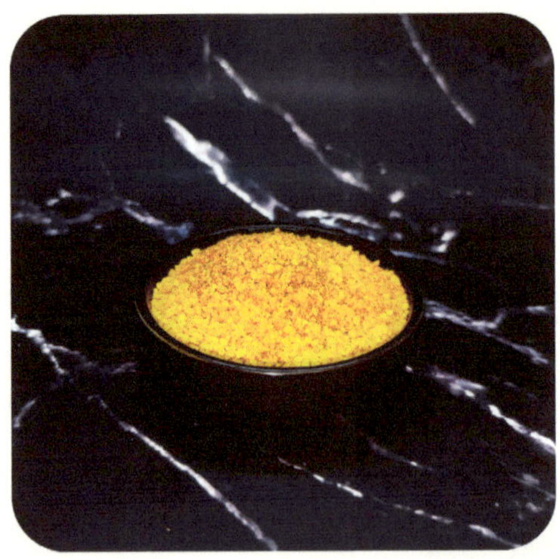

Écossais

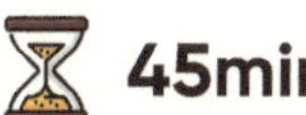

45min

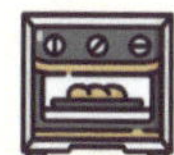

Ingrédients :
- 5cl de whisky
- 100g de sel

Étape 1 :
- Préchauffer le four à 90°C
- Mélanger le tout

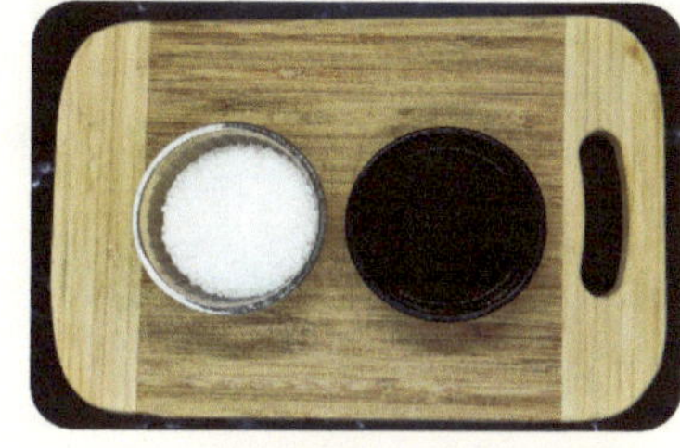

Étape 2 :
- Mettre sur une plaque de four
- Mettre au four pendant 30 minutes

Étape 3 :
- Mettre dans un récipient hermétique

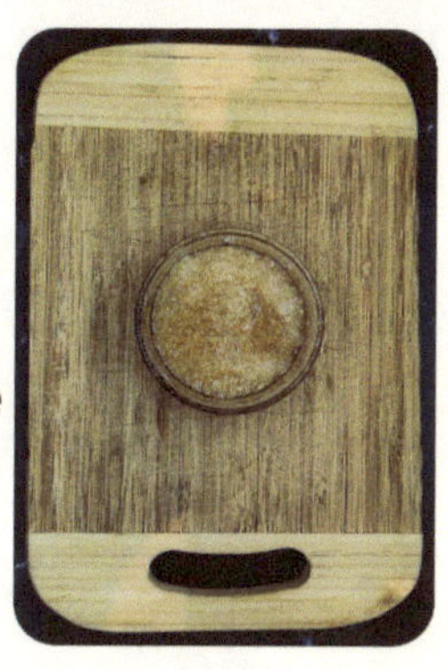

Idéal avec : viandes et rôtis

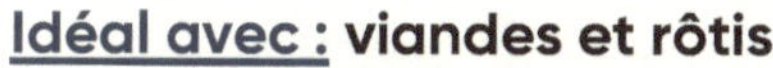

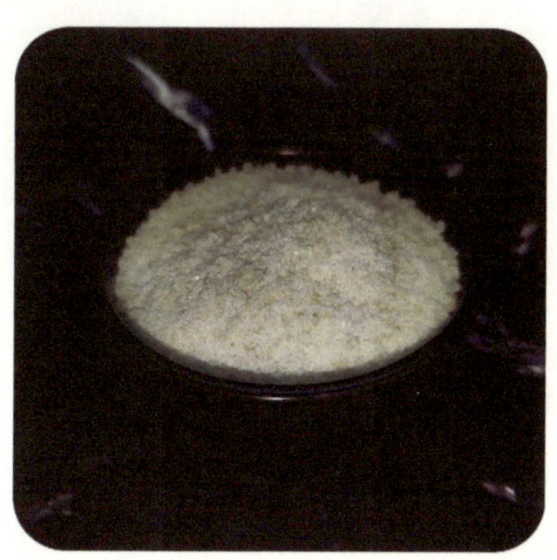

Fleur de bleuet

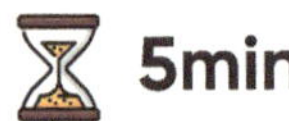 5min

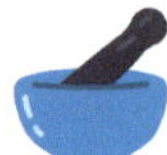

Ingrédients :
- 50g de sel
- 1 poignée de fleurs de bleuet séchées

Étape 1 :
- Mélanger le tout

Étape 2 :
- Concasser le tout avec le mortier

Étape 3 :
- Mettre dans un récipient hermétique

Idéal avec : poisson et poulet

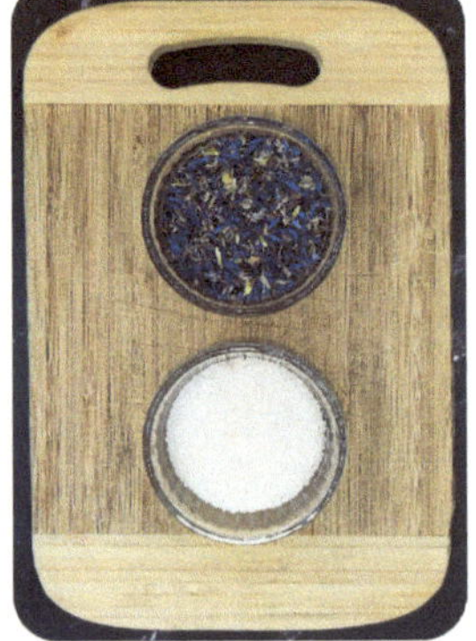

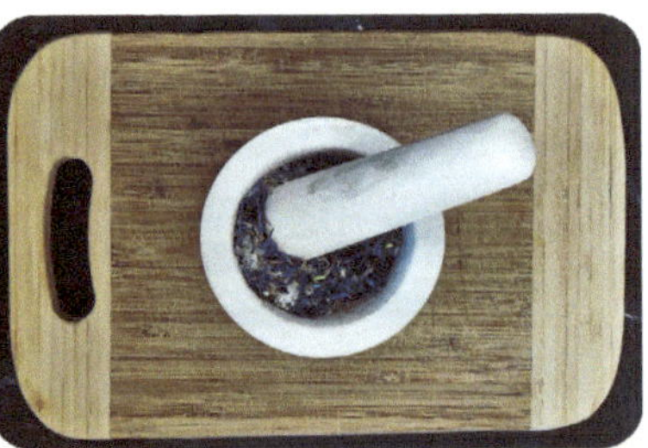

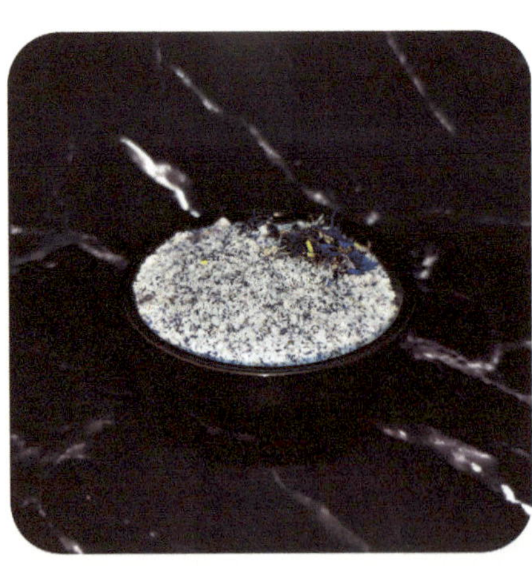

Fleur de lavande

 5min

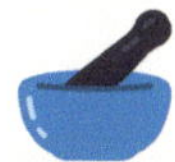

Ingrédients :
- 90g de gros sel
- 10g de fleur de lavande séchées

Étape 1 :
- Mélanger le tout

Étape 2 :
- Concasser le tout avec le mortier

Étape 3 :
- Mettre dans un récipient hermétique

Idéal avec : poisson, porc et poulet

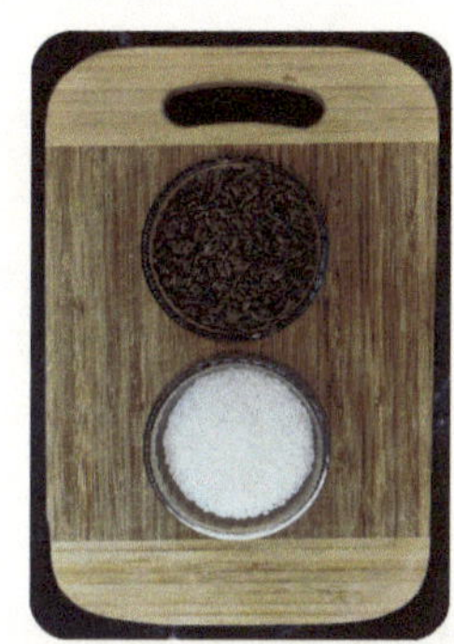

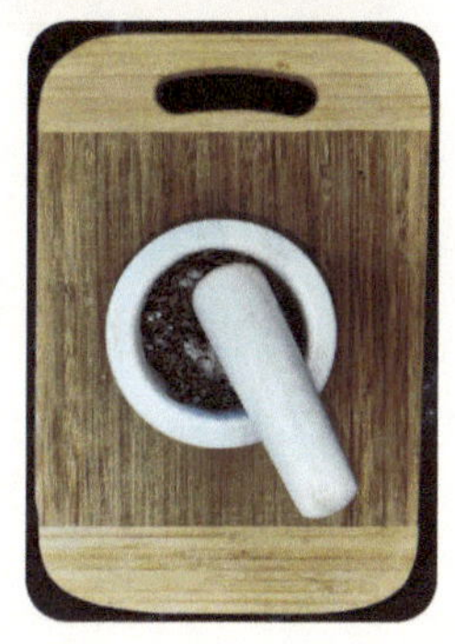

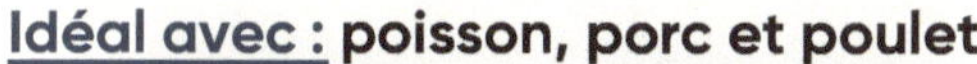

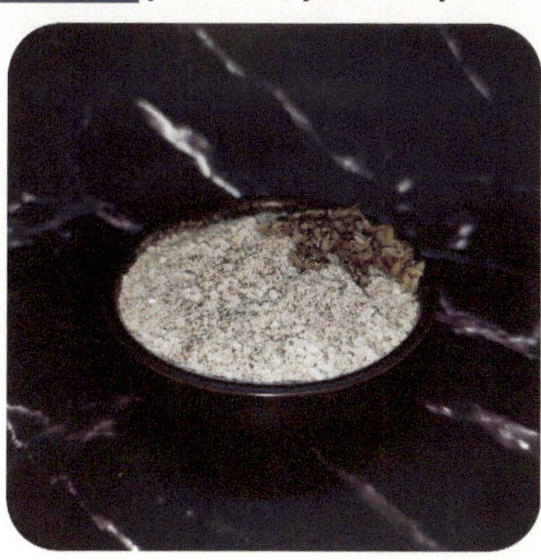

Fleuri

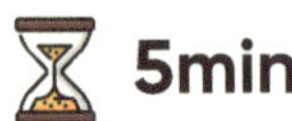 5min

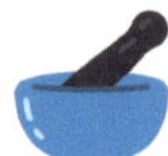

Ingrédients :
- 1 poignée de mélange de fleurs séchées comestibles
- 80g de gros sel

Étape 1 :
- Mélanger le tout

Étape 2 :
- Concasser le tout avec le mortier

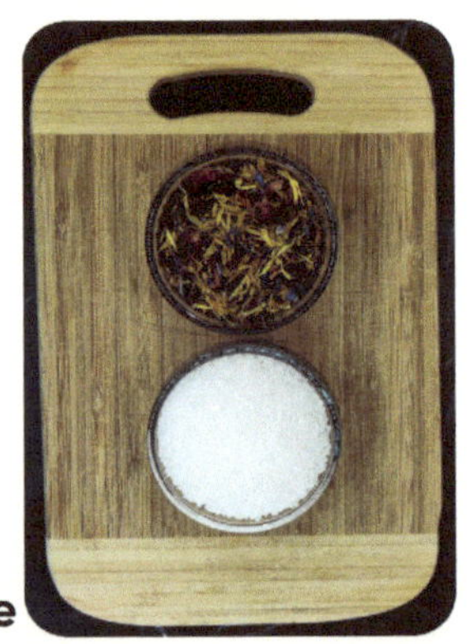

Étape 3 :
- Mettre dans un récipient hermétique

Idéal avec : poisson et crudités

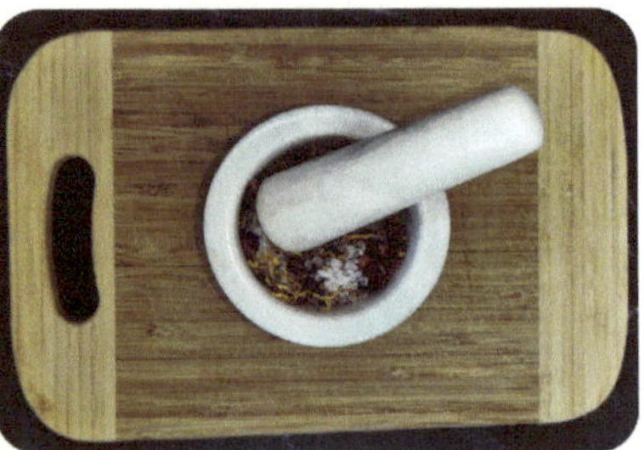

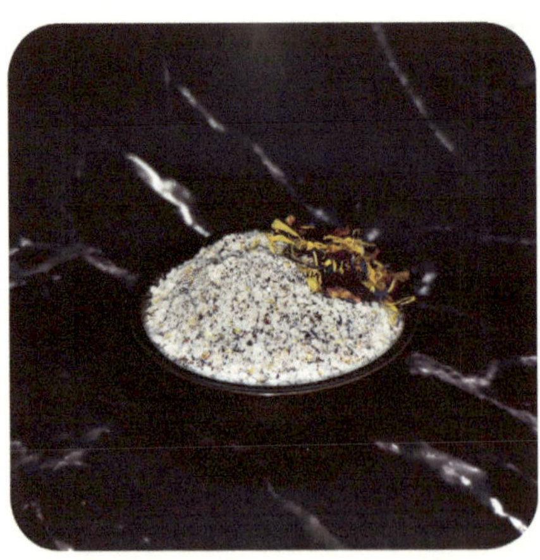

Fumé

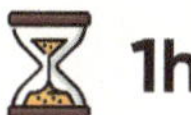 1h

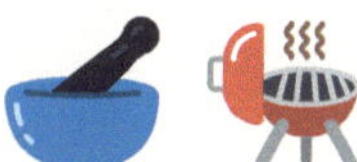 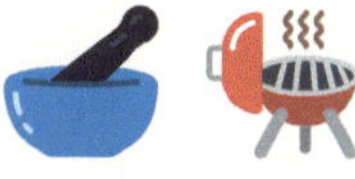

<u>Ingrédients :</u>
• 100g de gros sel

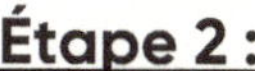

<u>Étape 1 :</u>
• Allumer le BBQ
• Attendre qu'il n'y ait plus de flammes

<u>Étape 2 :</u>
• Disposer le sel sur une plaque pour le BBQ
• Mettre la plaque au BBQ
• Recouvrir le tout
• Laisser cuire pendant 30 minutes
<u>Option :</u> Vous pouvez mettre dans les braises du romarin ou autre pour parfumer le sel

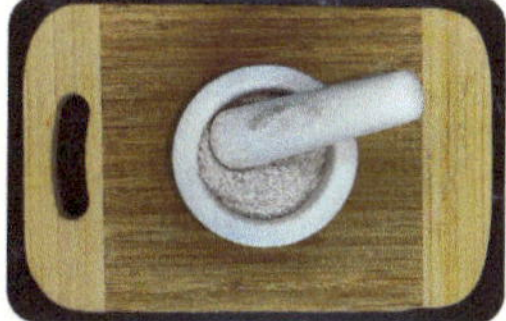

<u>Étape 3 :</u>
• Concasser le tout avec le mortier

<u>Étape 4 :</u>
• Mettre dans un récipient hermétique

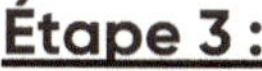

<u>Idéal avec :</u> tout type de plats

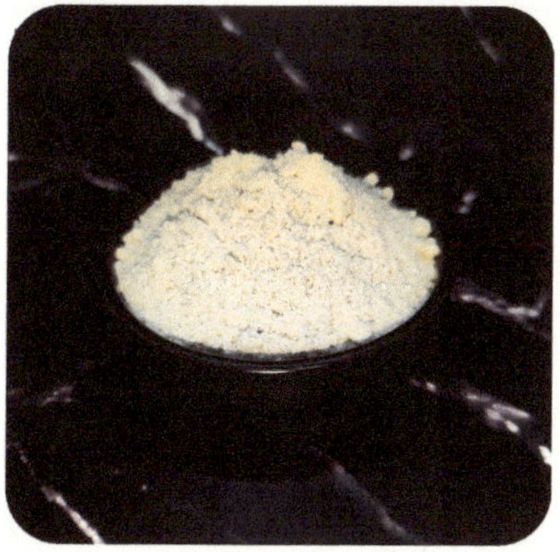

Gingembre

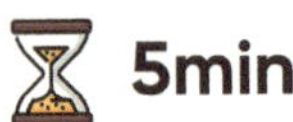 5min

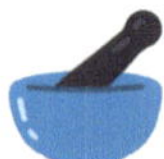

<u>Ingrédients :</u>
- 10g de gingembre en poudre
- 90g de gros sel

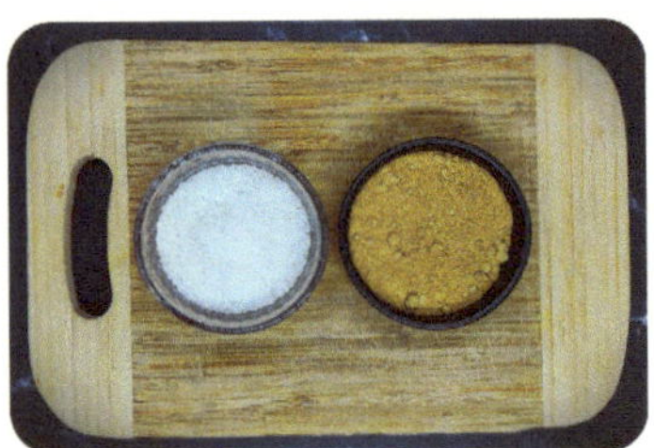

<u>Étape 1 :</u>
- Mélanger le tout

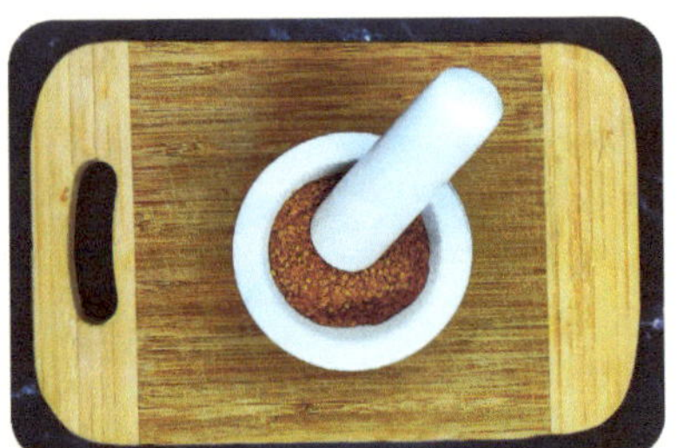

<u>Étape 2 :</u>
- Concasser le tout avec le mortier

<u>Étape 3 :</u>
- Mettre dans un récipient hermétique

<u>Idéal avec :</u> poisson, poulet, crustacé et fruit

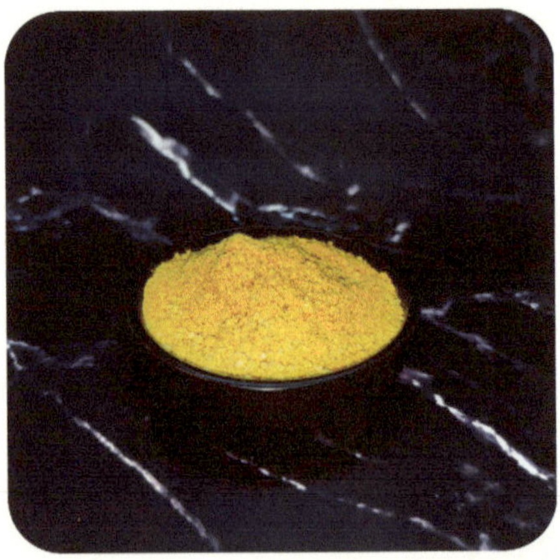

Gomasio

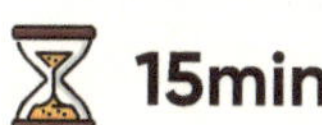 15min

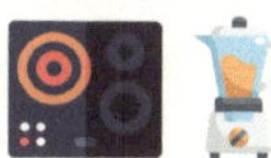

<u>Ingrédients :</u>
- 10g de gros sel
- 90g de sésames

<u>Étape 1 :</u>
- Mélanger le tout
- Faire griller le tout à la poêle pendant 5 minutes

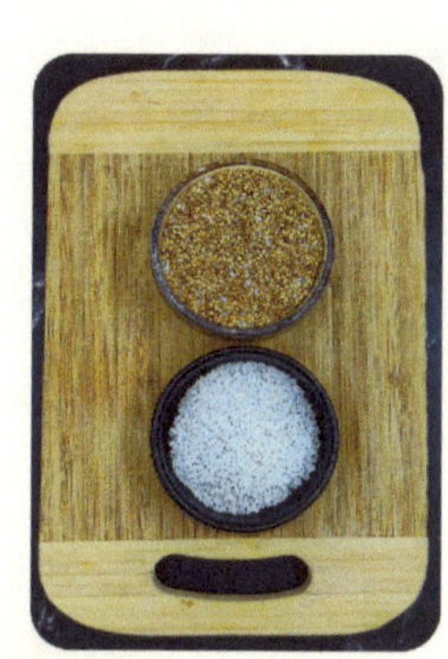

<u>Étape 2 :</u>
- Mixer le tout finement par étapes

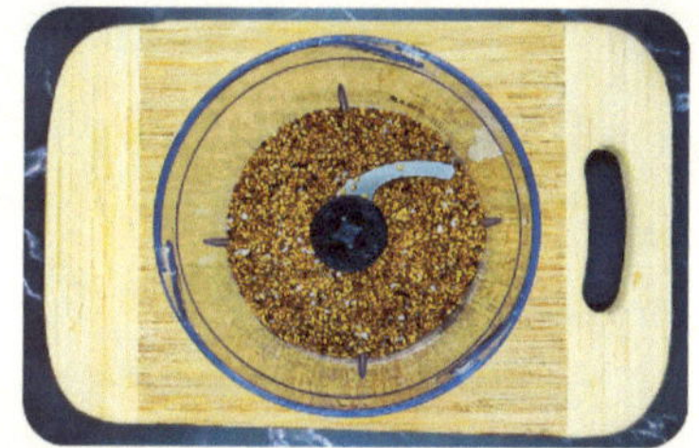

<u>Étape 3 :</u>
- Mettre dans un récipient hermétique

<u>Idéal avec :</u> vinaigrette, crudité, viande, poisson, légumes, salade, pain, soupe et céréale

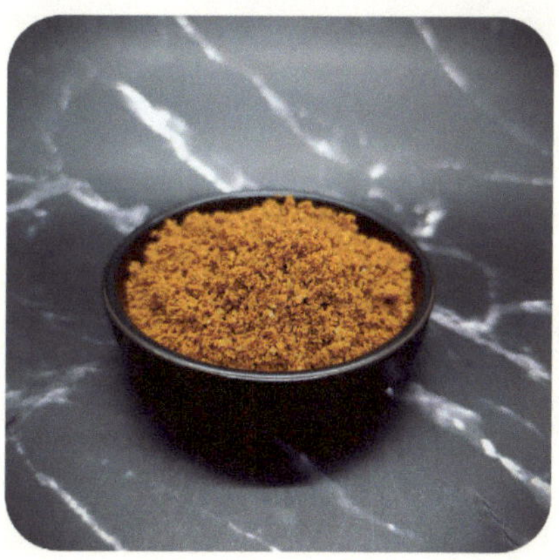

Herbes de Provence

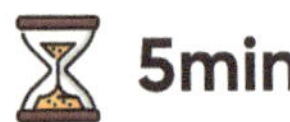 5min

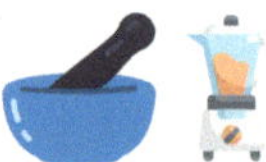

Ingrédients :
- 10g d'herbes de Provence
- 90g de gros sel

Étape 1 :
- Mixer légèrement les herbes de Provence
- Mélanger le tout

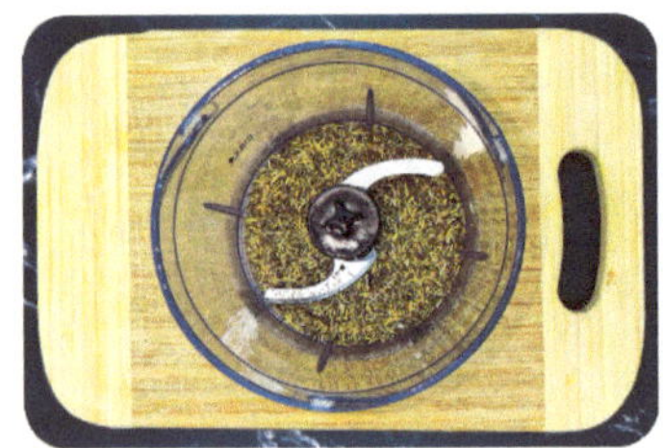

Étape 2 :
- Concasser le tout avec le mortier

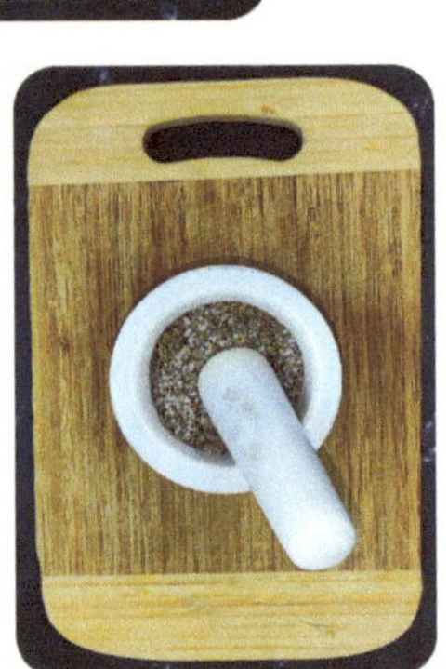

Étape 3 :
- Mettre dans un récipient hermétique

Idéal avec : légumes, crudités, viande et poisson

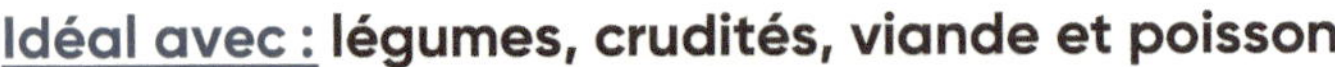

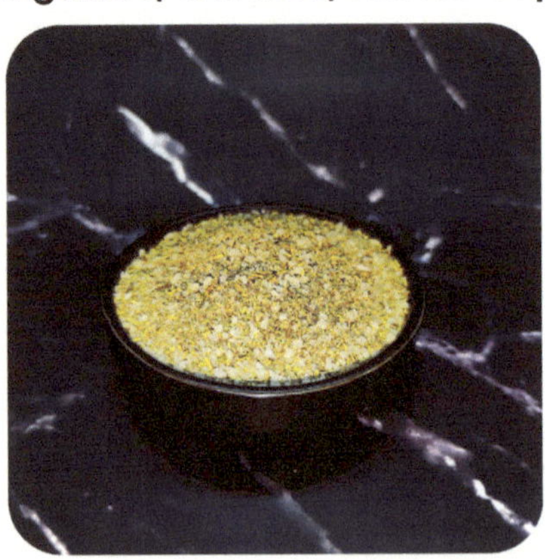

Kumquat

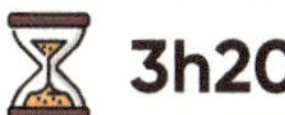 3h20

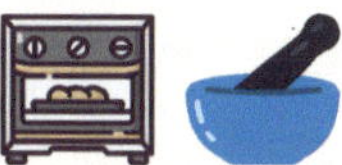

<u>Ingrédients :</u>
- 5 - 10 Kumquats
- 70g de gros sel

<u>Étape 1 :</u>
- Préchauffer le four à 90°
- Couper finement les kumquats

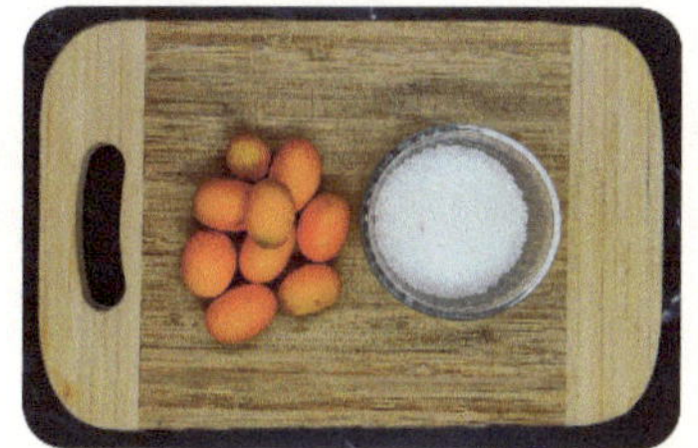

<u>Étape 2 :</u>
- Étaler les morceaux sur une plaque de four
- Mettre au four pendant 3h

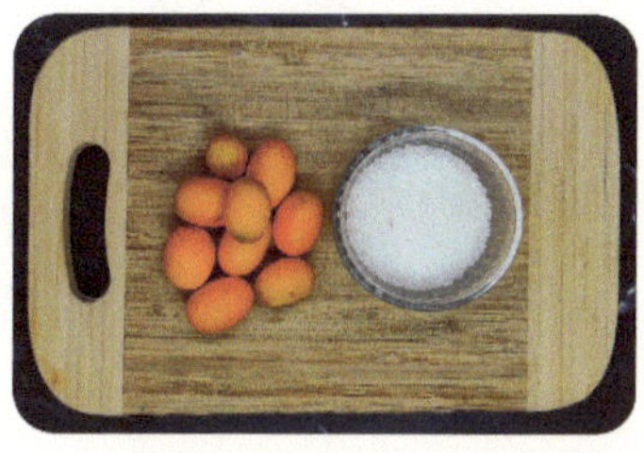

<u>Étape 3 :</u>
- Mixer légèrement les morceaux de kumquat
- Mélanger le sel et les kumquats

<u>Étape 4 :</u>
- Concasser le tout avec le mortier

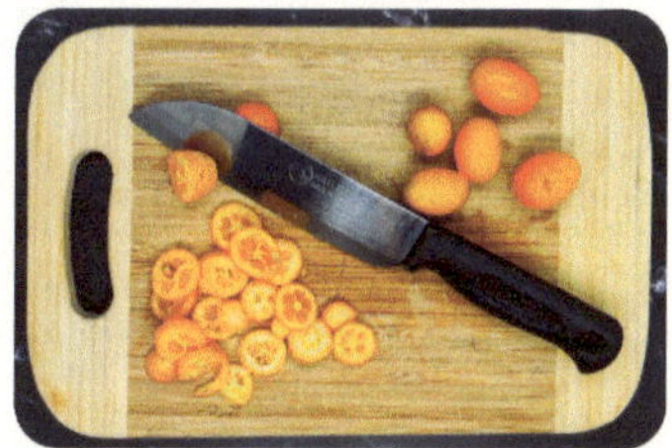

<u>Étape 5 :</u>
- Mettre dans un récipient hermétique

<u>Idéal avec :</u> poisson et viande blanche

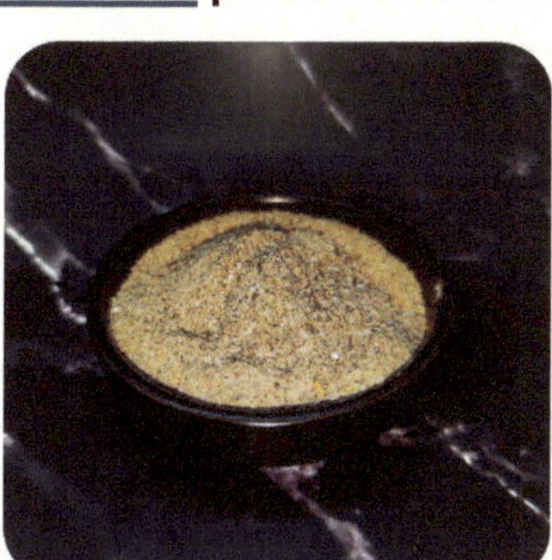

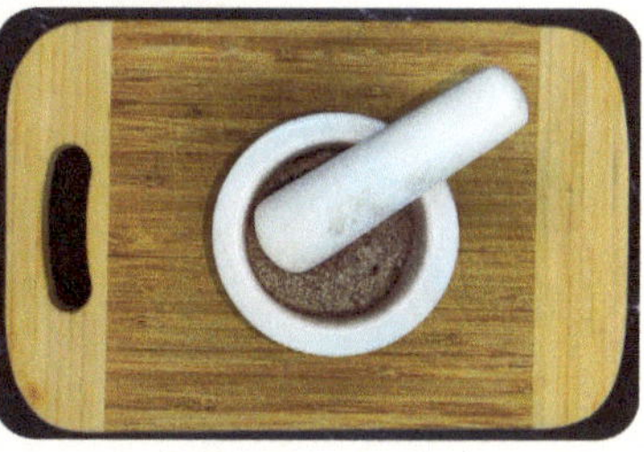

Mentholé

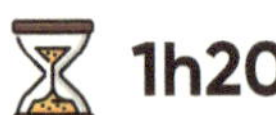 1h20

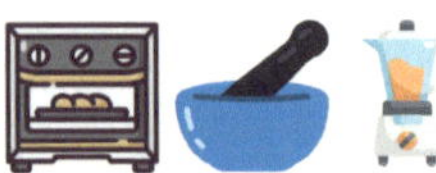

Ingrédients :
- Une quinzaine de feuilles de menthe
- 100g de gros sel

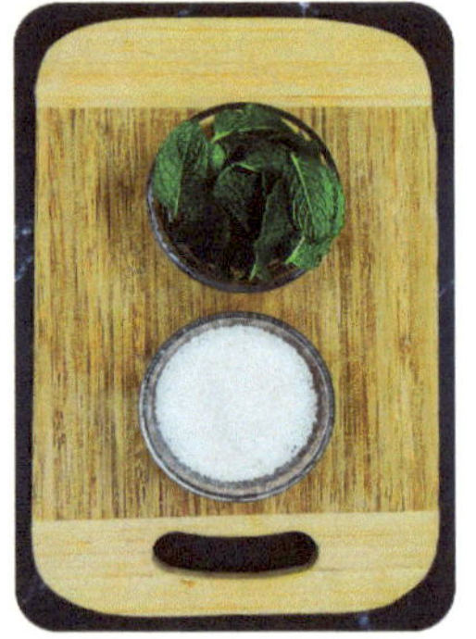

Étape 1 :
- Préchauffer le four à 90°
- Mélanger le sel et la menthe
- Mixer le sel et les feuilles de menthe
- Mettre au four pendant 1h

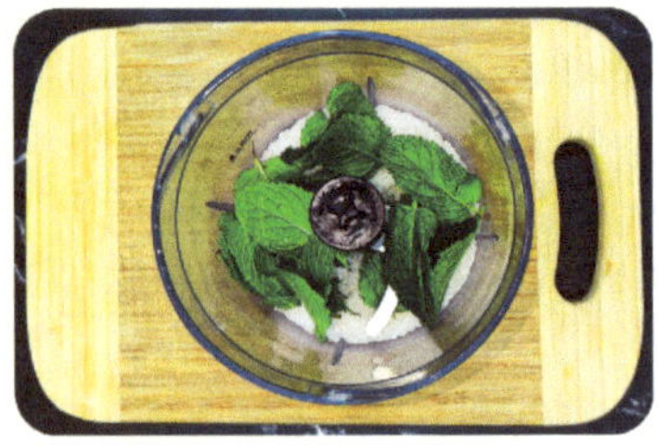

Étape 2 :
- Concasser le tout avec le mortier

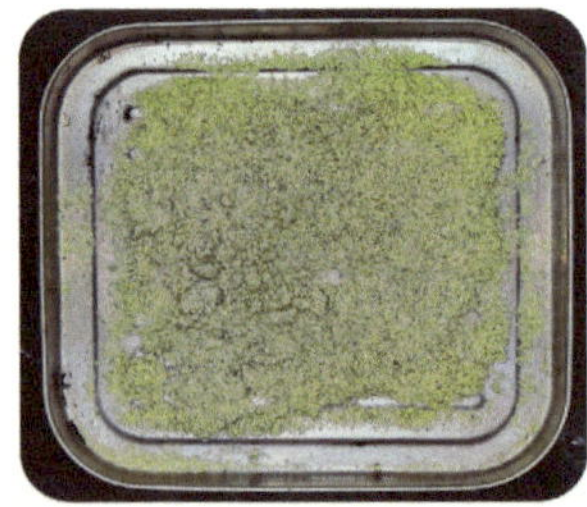

Étape 3 :
- Mettre dans un récipient hermétique

Idéal avec : couscous, viande blanche et taboulé

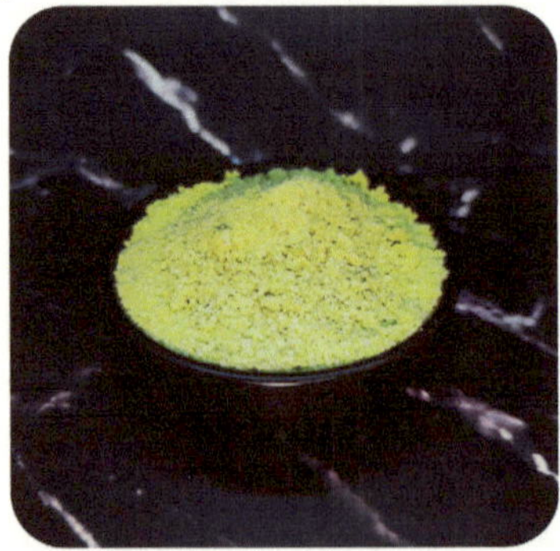

Moutarde

 5min

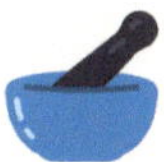

Ingrédients :
- 30g de graines de moutarde
- 70g de sel

Étape 1 :
- Mélanger le tout

Étape 2 :
- Concasser le tout avec le mortier

Étape 3 :
- Mettre dans un récipient hermétique

Idéal avec : légumes, crudités, salade, viande et poisson

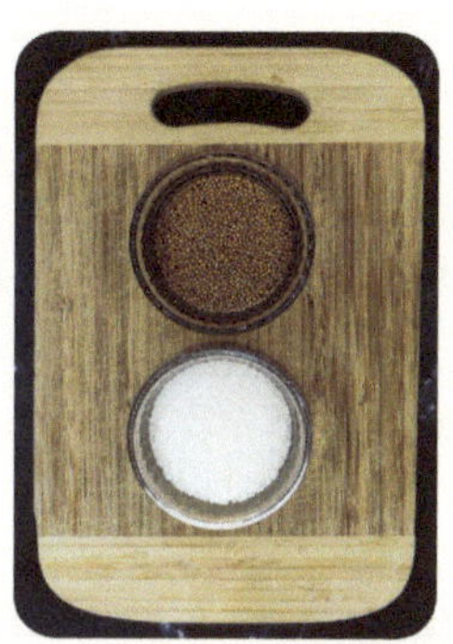

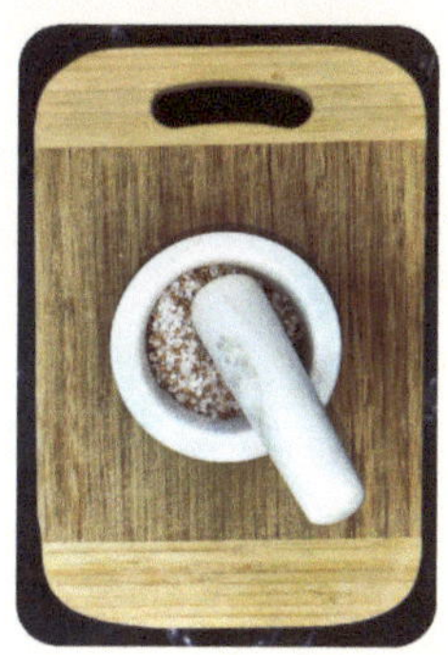

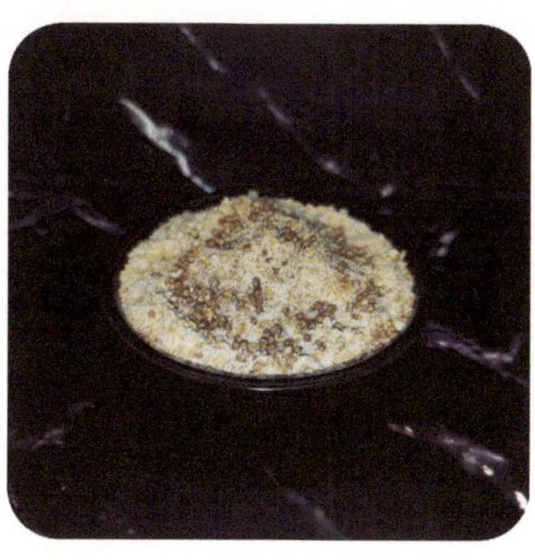

Noix

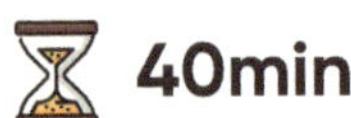 40min

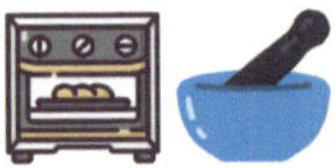

Ingrédients :

- 20g de noix
- 80g de gros sel
- 1 cuillère à café d'huile de noix

Étape 1 :

- Préchauffer le four à 90°C
- Mélanger le tout
- Concasser le mélange avec le mortier

Étape 2 :

- Étaler sur une plaque de four
- Mettre au four pendant 30min

Étape 3 :

- Mettre dans un récipient hermétique

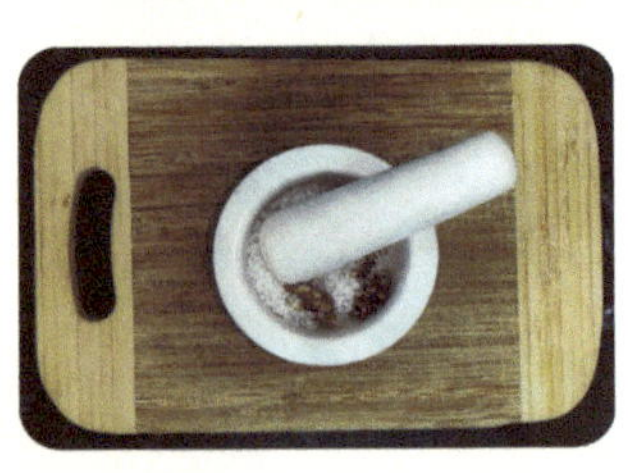

Idéal avec : champignon, crudité, gibier et veau

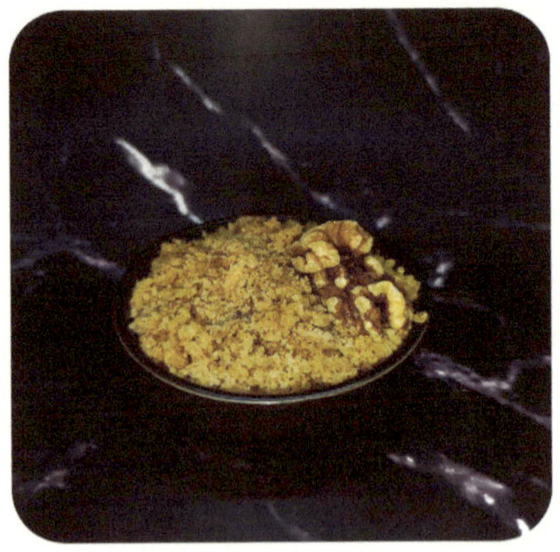

Pavot

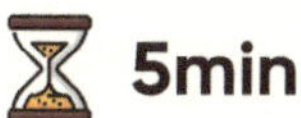 5min

<u>Ingrédients :</u>
- 30g de graines de pavot
- 70g de gros sel

<u>Étape 1 :</u>
- Mélanger le tout

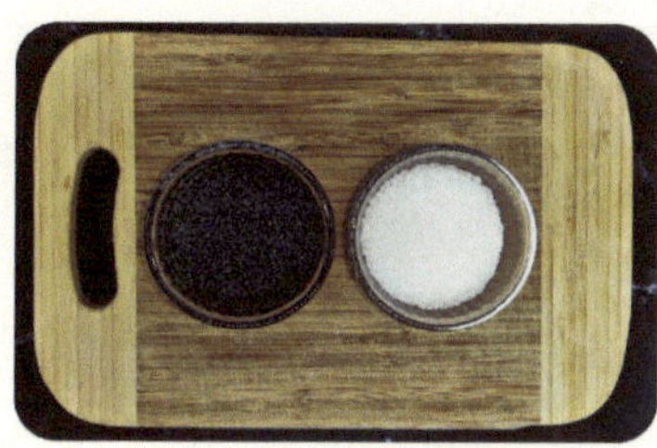

<u>Étape 2 :</u>
- Concasser le mélange avec le mortier

<u>Étape 3 :</u>
- Mettre dans un récipient hermétique

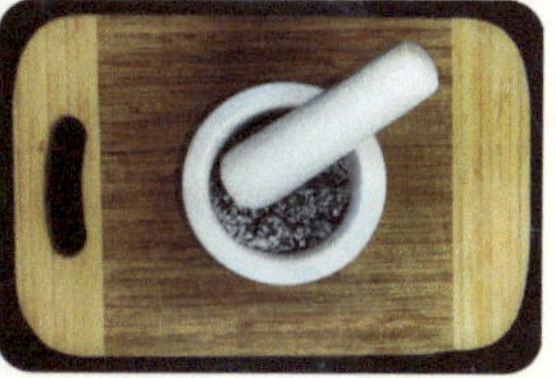

<u>Idéal avec :</u> crudités, salade, focaccia, brioche, bretzels et poisson

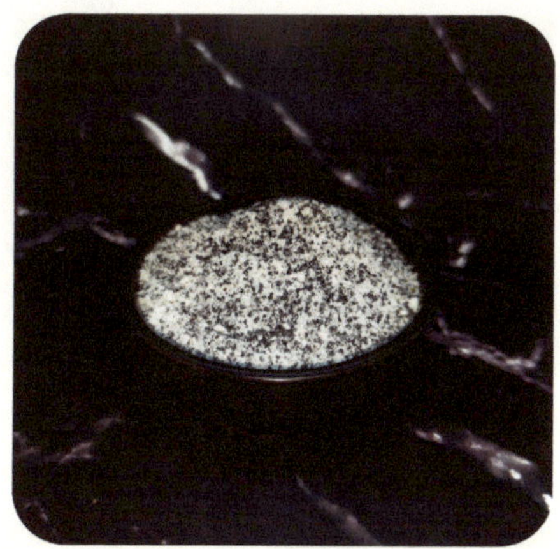

Piment

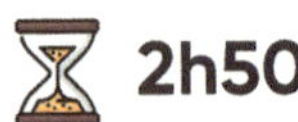

⧗ 2h50

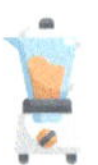

<u>Ingrédients :</u>
- 3 piments rouge de Cayenne
- 100g de sel

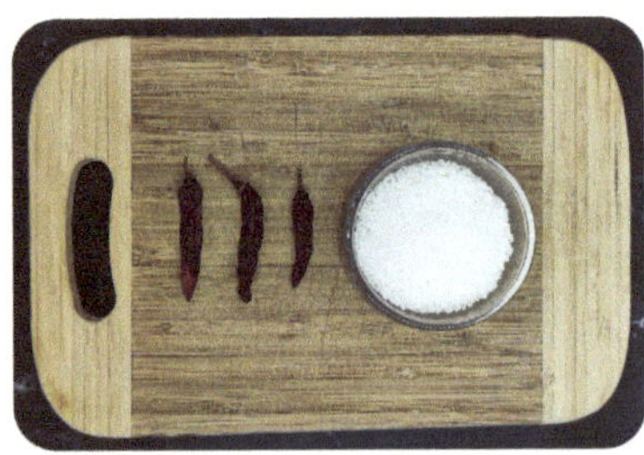

<u>Étape 1 :</u>
- Mélanger le sel et le piment

<u>Étape 2 :</u>
- Mixer le tout

⚠ Attention ⚠ : ouvrir le mixeur au bout de 10 minutes et de préférence en extérieure. De la micro-poudre de piment peut être volatile et gêner les voies respiratoires pendant un court instant.
Une fois ces particules parties, plus de danger

<u>Étape 3 :</u>
- Mettre dans un récipient hermétique

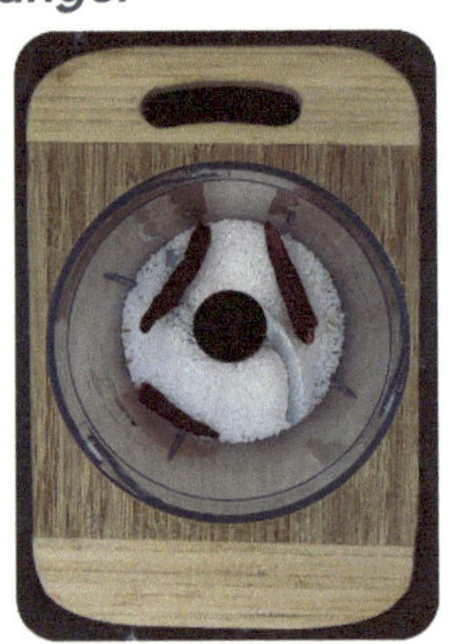

<u>Idéal avec :</u> tout type de plat

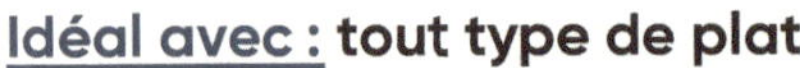

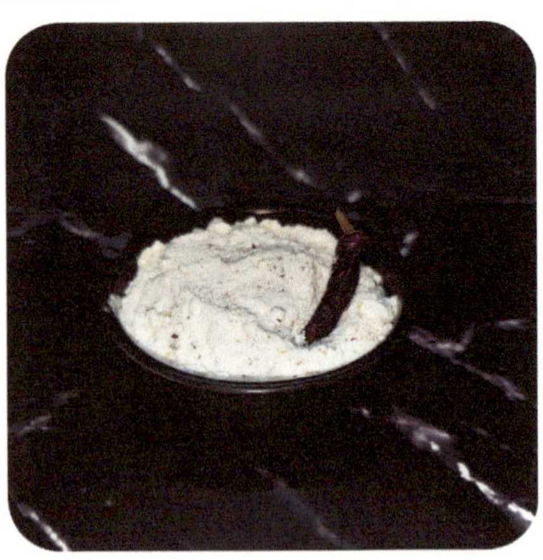

Sel de Noel

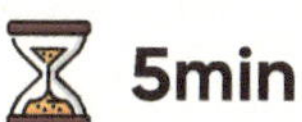
5min

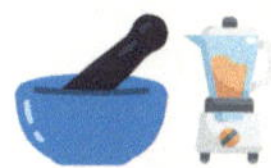

<u>Ingrédients :</u>
- 2 cuillères à café de cannelle
- ½ cuillère à café de gingembre
- 6 clous de girofle
- 2 gousses de cardamome
- ½ étoile de badiane
- 70g de gros sel

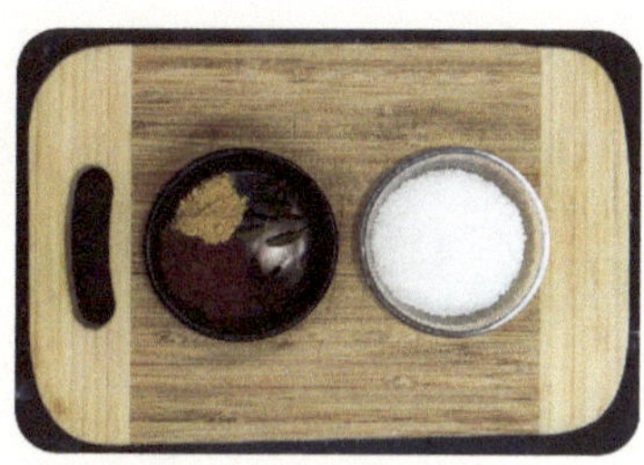

<u>Étape 1 :</u>
- Décortiquer les graines de cardamome pour garder uniquement les graines noires
- Mixer l'ensemble des épices

<u>Étape 2 :</u>
- Mélanger les épices et le sel

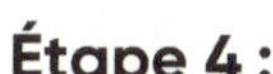

<u>Étape 3 :</u>
- Concasser avec le mortier

<u>Étape 4 :</u>
- Mettre dans un récipient hermétique

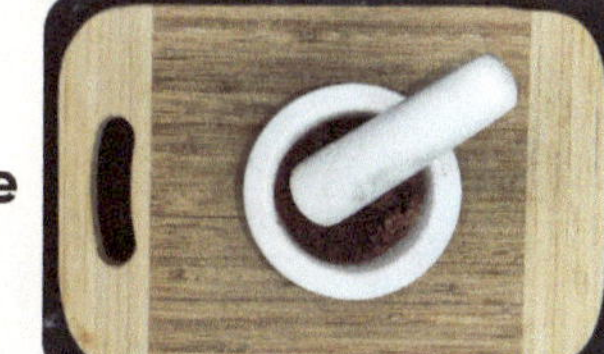

<u>Idéal avec :</u> viande blanche

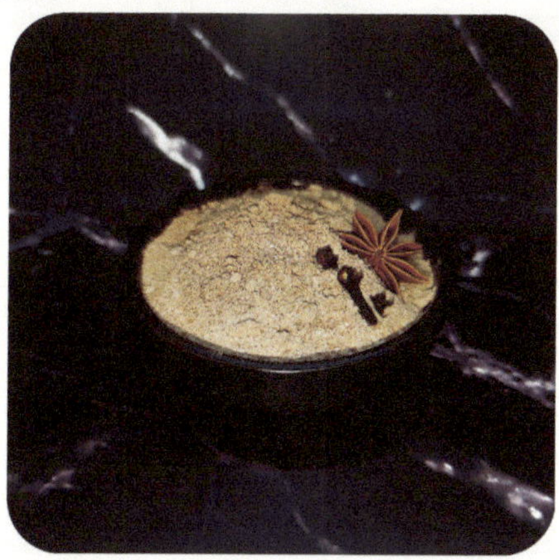

Sel/poivre

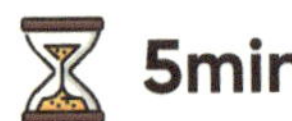 5min

Ingrédients :
- 20g de poivre
- 80g de sel fin

Étape 1 :
- Mélanger le tout

Étape 2 :
- Mettre dans un récipient hermétique

Idéal avec : tout type de plat

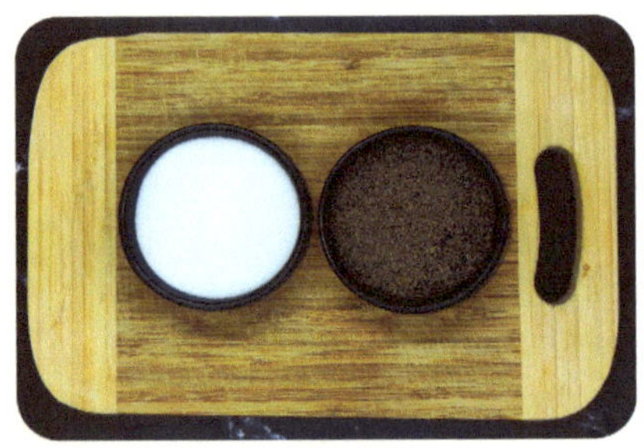

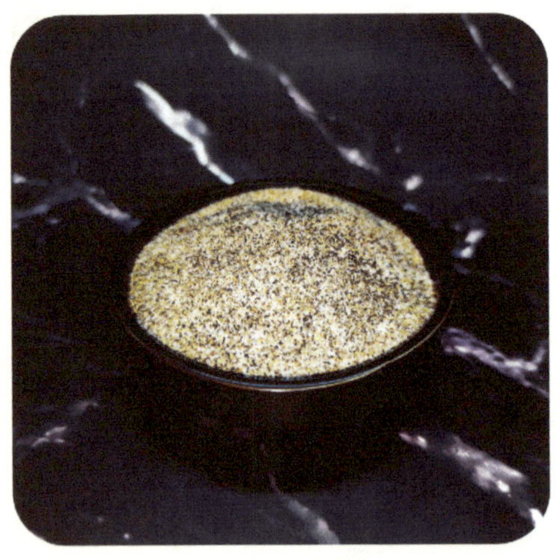

Vanille

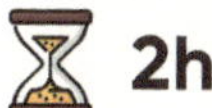 2h50

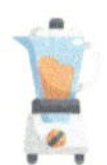

<u>Ingrédients :</u>
- 2 gousses de vanille
- 100g de sel

<u>Étape 1 :</u>
- Mélanger le sel et la vanille
- Mixer le sel et le vanille

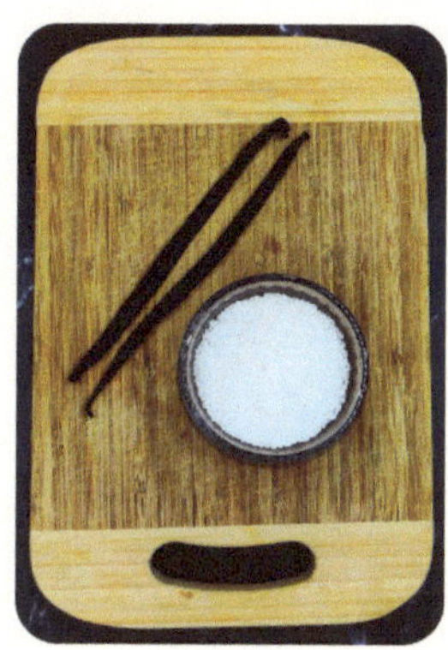

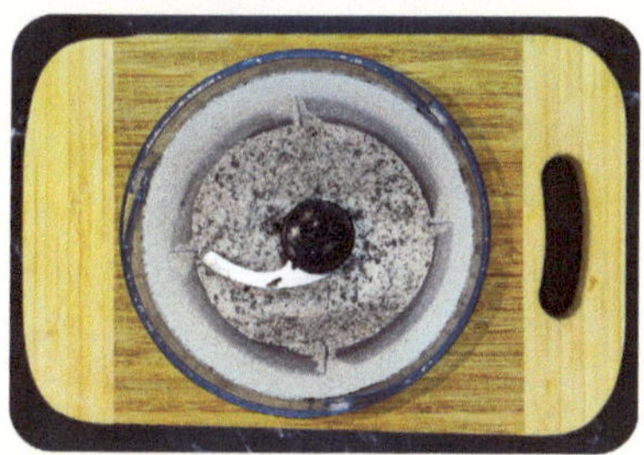

<u>Étape 2 :</u>
- Mettre dans un récipient hermétique

<u>Idéal avec :</u> poisson et crudités

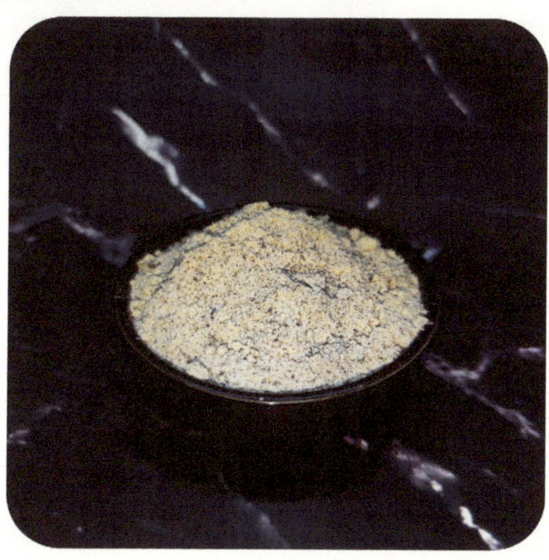

Viande

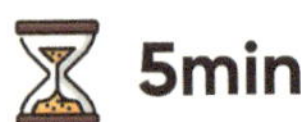

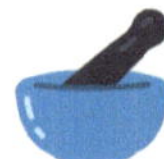

Ingrédients :

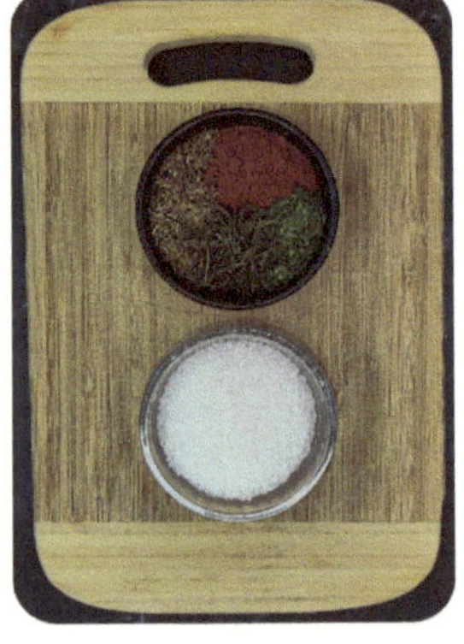

- 1 cuillère à soupe de 5 baies
- 2 cuillères à café de paprika doux
- 1 cuillère à café de thym
- 1 cuillère à café de coriandre
- 1 cuillère à café de romarin séché
- 90 g de gros sel

Étape 1 :
- Mélanger tous les ingrédients

Étape 2 :
- Concasser le tout dans un mortier
- Mettre dans un récipient hermétique

Idéal avec : viande rouge

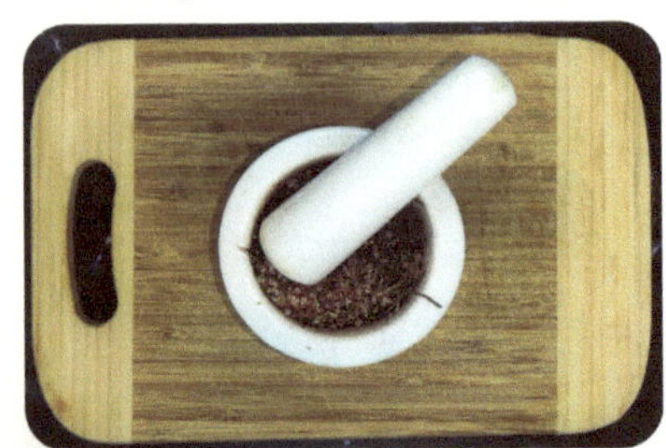

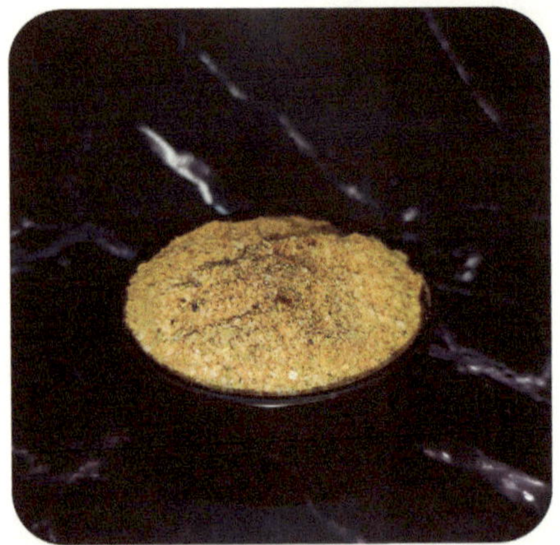

Vikings

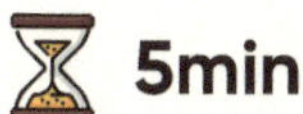 5min

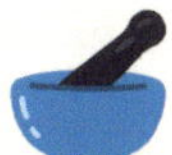

Ingrédients :
- 50g de sel fin
- 20g d'oignon grillés
- 8g de cumin
- 7g de curcuma
- 7g de graines de moutarde jaune
- 3g de fenugrec
- 2g de coriandre
- 1g de gingembre
- 0,5g de poivre noir

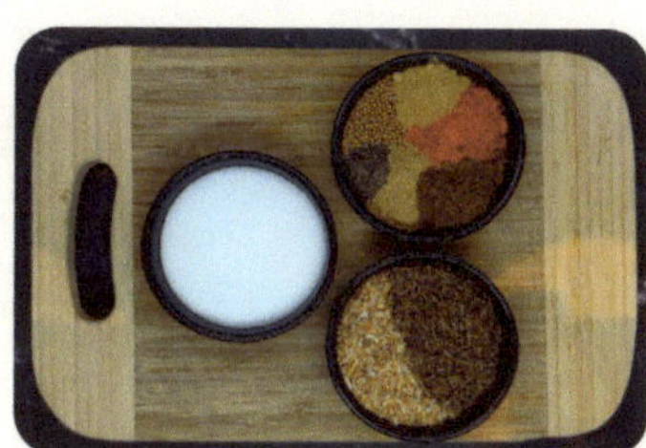

Étape 1 :
- Mélanger tous les ingrédients

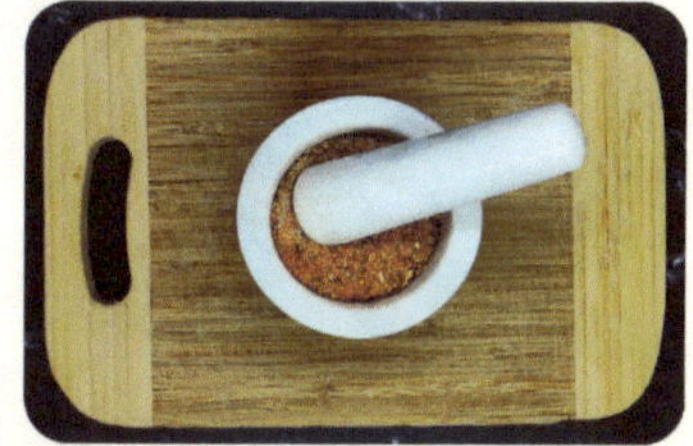

Étape 3 :
- Concasser le tout dans un mortier

Étape 4 :
- Mettre dans un récipient hermétique

Idéal avec : pomme de terre, œuf et viande

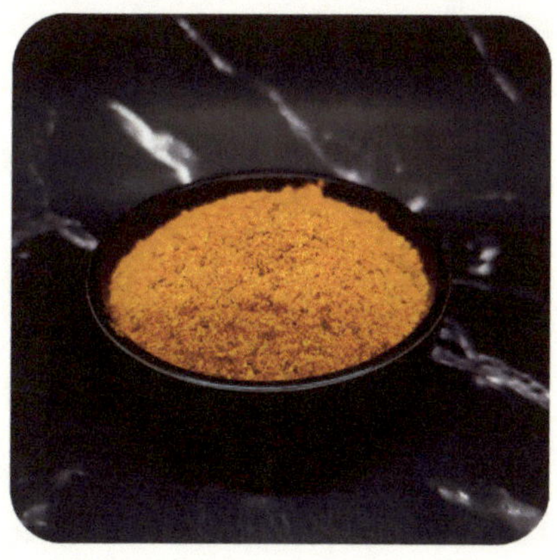

Vin

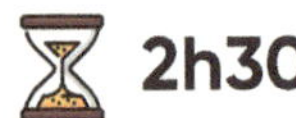

⏳ 2h30

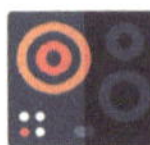 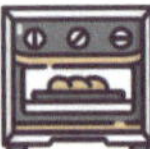 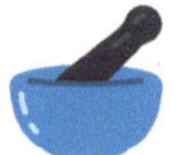

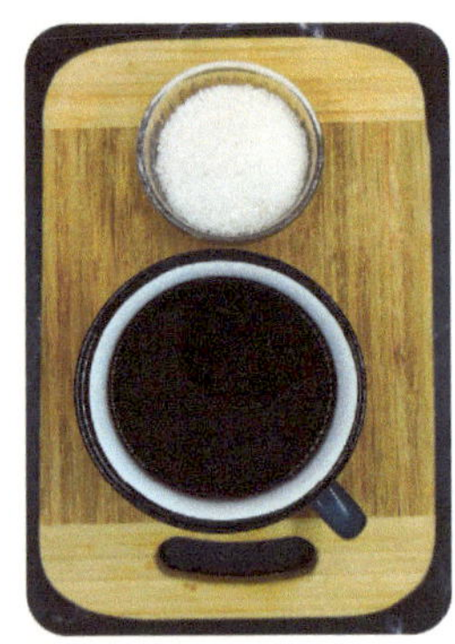

Ingrédients :
- 100g de gros sel
- 250-300cl de vin rouge

Étape 1 :
- Préchauffer le four à 90°C
- Porter à ébullition le vin rouge
- Baisser le feu
- Réduire à feux doux jusqu'à l'obtention d'une texture licoreuse

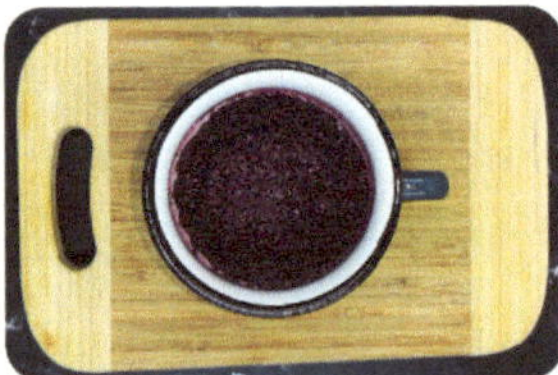

Étape 1 :
- Mélange le sel et le vin

Étape 2 :
- Étaler le mélange sur une plaque de four
- Mettre au four pendant 2h

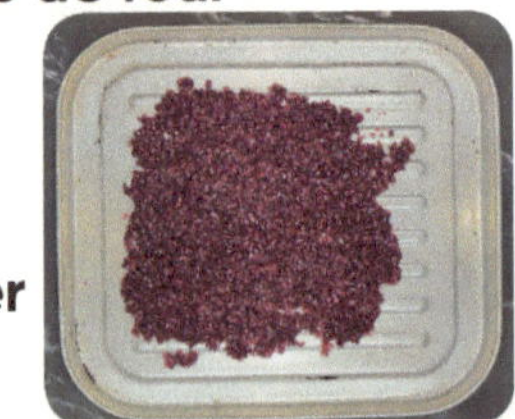

Étape 3 :
- Concasser le tout avec le mortier

Étape 4 :
- Mettre dans un récipient hermétique

Ideal avec : viande rouge, canard et grillade

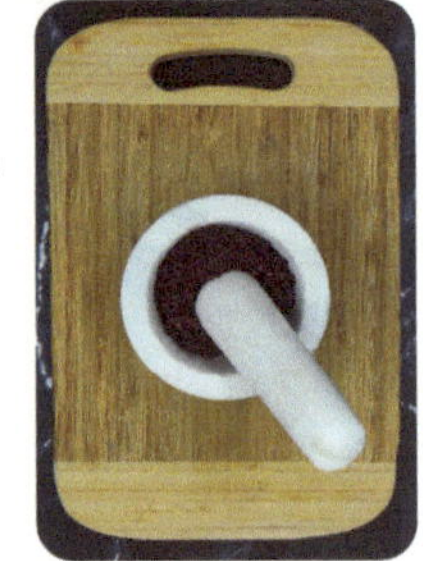

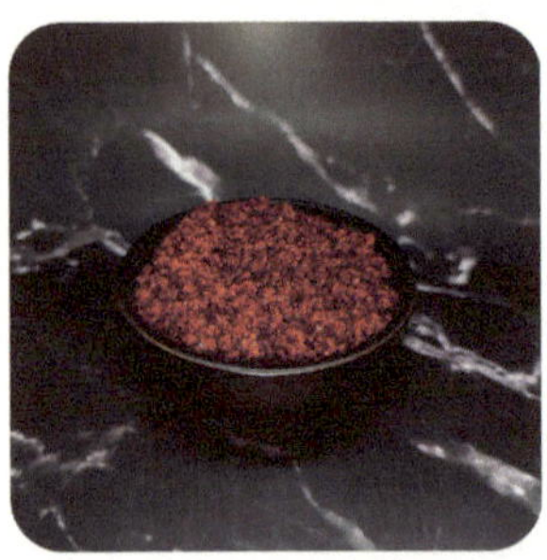

Qui-suis-je ? – Auteur

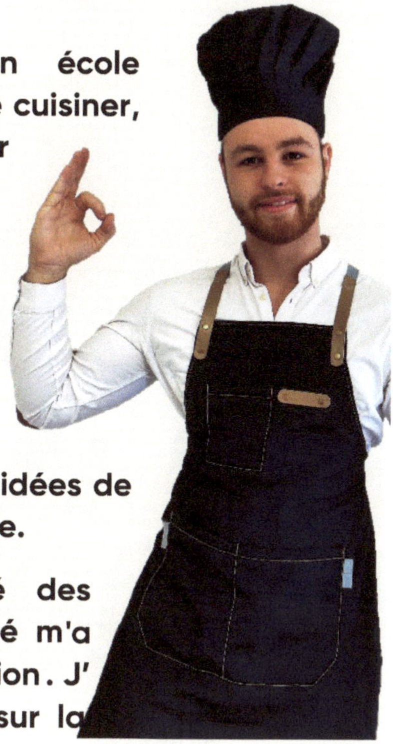

Je suis un étudiant en école d'ingénieur généraliste qui aime cuisiner, se faire plaisir et manger sainement.

Je me suis donc mis à faire moi-même mes recettes de sel aromatisés maison . Des sels avec plus de goûts , rien de mieux.

A la suite de cela partager des idées de recettes est devenu une évidence.

La conscience de la qualité des aliments impactant notre santé m'a forcé à me former dans la nutrition . J'ai donc réalisé un certificat sur la nutrition de Stanford.

Dans mon enfance, j'ai pu apprendre à cuisiner avec ma famille et me « débrouiller » seul. En passant par des erreurs *(du sel au lieu du sucre dans un gâteau)* mais on apprend uniquement en commettant des erreurs. Elles permettent de nous améliorer alors essayez de réaliser des recettes à votre façon petit à petit et vous prendrez encore plus de goût à les faire.

Mathis DAURIAT,

Remerciements

Je tiens à remercier l'ensemble de ma famille, de mes proches et mes amis pour les diverses idées et inspirations.

Merci à ma chérie d'avoir été une testeuse *(de son plein gré ou pas forcément)* et de m'avoir épaulé.

Je remercie également les lecteurs d'avoir choisi ce livre et surtout de se faire plaisir avec des recettes de sels maison avec lesquelles ils pourront désormais régaler leurs amis et leurs famille !

Merci !